帕金森病
中西医结合诊疗与康复

主　编　何建成　李殿友

副主编　李小茜　张　洋　梁建庆

编　者（按姓氏笔画排序）

王　利　王林斌　刘　静　孙　雪

李小茜　李殿友　杨　帅　杨玉芳

何竹青　何建成　张　洋　林正钰

欧阳慧　郇鹏飞　哈力木热提·帕尔哈提

洪　芳　梁建庆　赖伊杰　谭玉燕

谭红愉　滕　龙　霍　阳

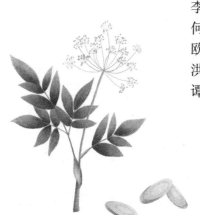

人民卫生出版社
·北京·

图书在版编目（CIP）数据

帕金森病中西医结合诊疗与康复 / 何建成，李殿友主编. —北京：人民卫生出版社，2023.12

ISBN 978-7-117-36013-5

Ⅰ.①帕…　Ⅱ.①何…②李…　Ⅲ.①帕金森综合征–中西医结合–诊疗②帕金森综合征–康复　Ⅳ.①R742.5

中国国家版本馆 CIP 数据核字（2024）第 019074 号

| 人卫智网 | www.ipmph.com | 医学教育、学术、考试、健康，购书智慧智能综合服务平台 |
| 人卫官网 | www.pmph.com | 人卫官方资讯发布平台 |

帕金森病中西医结合诊疗与康复
Pajinsenbing Zhongxiyi Jiehe Zhenliao yu Kangfu

主　　编：何建成　李殿友
出版发行：人民卫生出版社（中继线 010-59780011）
地　　址：北京市朝阳区潘家园南里 19 号
邮　　编：100021
E - mail：pmph @ pmph.com
购书热线：010-59787592　010-59787584　010-65264830
印　　刷：中煤（北京）印务有限公司
经　　销：新华书店
开　　本：710×1000　1/16　印张：11
字　　数：203 千字
版　　次：2023 年 12 月第 1 版
印　　次：2024 年 2 月第 1 次印刷
标准书号：ISBN 978-7-117-36013-5
定　　价：65.00 元

打击盗版举报电话：010-59787491　E-mail：WQ @ pmph.com
质量问题联系电话：010-59787234　E-mail：zhiliang @ pmph.com
数字融合服务电话：4001118166　E-mail：zengzhi @ pmph.com

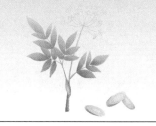

前　言

　　帕金森病（Parkinson's disease，PD）是一种好发于中老年人的慢性、进行性的中枢神经系统变性疾病。1817年英国医生詹姆斯·帕金森（James Parkinson）首先对此病进行了详细的描述，自此，PD作为一种独立的疾病被逐渐认识。

　　PD起病隐匿，为增龄性疾病，随着人口老龄化的进程，本病的患病率日渐攀升，导致社会负担急剧加重。现代医学认为，PD的病理基础是基底神经节内多巴胺系统受损，宜早期诊断、早期治疗，可以采用药物治疗、手术治疗、基因治疗等。康复治疗、心理治疗及良好的护理也能在一定程度上改善PD患者的症状。目前的治疗方法不能阻止疾病发展，需要对本病进行长期、全程管理。

　　PD在中医学中归属于"颤振""震颤"等范畴。病理性质总属本虚标实。本虚多为肝肾脾亏虚，标实多为风、痰、瘀、毒内蕴，虚实兼夹转化，诸邪胶着，损伤脑窍，导致本病缠绵难治。PD中医证型多样，临床施治应分型、分期治疗。中医药辨证论治PD可以有效改善患者的运动症状与非运动症状，提高生活质量。中西药合用具有"增效减毒"的作用。

　　本书集PD领域国内外学者的重要研究进展与临床经验总结之大成，囊括现代医学与中医学对PD的认识、PD的流行病学、病因与发病机制、中西医的诊断与治疗、中医辨证论治策略、预防与养生，以及康复与护理等，融汇PD的中西医结合诊疗与康复研究于一炉。本书既引入最新的前沿研究进展，又蕴含古人的智慧结晶，内容涉及防病、诊病、治病、防复，贯穿PD疾病全周期，系统全面、层层递进，专业性与创新性兼具。

　　我们团队十余年来致力于PD的基础与临床研究，也积累了较为丰富的经验，尤其在PD的发病机制、诊断标准、中西医结合治疗、PD中医证候的物质基础以及有效中药、新药研发等方面有一定的建树。本书在编写过程中，我们联合了上海、北京、广州等地长期从事帕金森病研究的专家学者，结合多年研究成果，亦尽数倾注于本书之中。零珠片玉，恐湮于世，殚精竭思，数易其稿，终至付梓，以期与从事PD中西医研究的专家学者，神经内科、神经外科及其他科室医生同道共飨，本书也可供帕金森病患者和家属阅读参考。

何建成

2023年2月

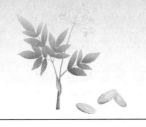

目　录

第一章

现代医学对帕金森病的认识

帕金森病(Parkinson's disease, PD)是一种好发于中老年人的慢性、进行性、致残性中枢神经系统变性疾病。早在1817年,英国的詹姆斯·帕金森(James Parkinson)首次描述患者的临床症状为:静止性震颤、肌肉僵硬、运动迟缓和姿势反射受损,并命名为帕金森病。目前认为,PD是由于纹状体多巴胺(dopamine, DA)含量显著下降,引起运动迟缓、静止性震颤、肌强直及姿势、步态异常等运动症状和自主神经功能紊乱、睡眠障碍、抑郁、嗅觉减退等非运动症状表现的一类疾病。

到目前为止,左旋多巴替代治疗仍是治疗PD最有效的方法。尽管认为多巴胺能神经元变性坏死的病理生理学机制可能与过量氧化自由基产生、线粒体呼吸链能量代谢障碍、细胞内钙离子增多和兴奋性氨基酸毒性等有关,但PD的病因尚不十分清楚。近年来,由于PD毒物模型的发现和研究、流行病学和统计学方法的进展,以及分子生物学和遗传学技术突飞猛进的发展,流行病学研究报道越来越多,学者对PD的遗传和环境危险因素、神经变性过程的研究有明显的突破,使我们对PD的病因和发病机制有了更深的了解。

第一节　帕金森病流行病学

PD发病率、患病率随年龄增长而逐渐升高,随着人口老龄化的增加,PD的患病率将日渐攀升。正确认识PD发病率、患病率等流行病学现状、特征和各地区间的差异,将有助于积极应对这一挑战。

一、帕金森病的发病率和患病率

1. **发病率**　某地区在一特定时间内的新发病例数代表疾病的发病率,通常用每10万人口作为表达单位。发病率较少受患者其他生存因素的影响(如病程长短、药物治疗等),而能较正确地估计人群中疾病的发生情况。

全球不同地区间PD发病率无明显差异。欧洲全人群发病率为9~22人/10万人年、北美洲全人群发病率为11~13人/10万人年、亚洲全人群发病率为1.5~17人/10万人年。

65岁以上年龄段为50人/10万人年,75岁以上年龄段为150人/10万人年,85 岁以上年龄段为 400 人 /10 万人年。

2. 患病率 代表在某一指定时间内某一人群中所有患者数。它所反映的是该时段内正在患病的人数占全人群中的比重。PD 全人群患病率约为 0.3%,具体到不同年龄点,其患病率分别为 60 岁 0.25%、65 岁 0.5%、70 岁 1%、75 岁 1.5%、80 岁 2.5%、85 岁 3.5%~4.0%。另有研究显示:65 岁以上老年人群患病率为 1%~2%,85 岁以上为 3%~5%。根据既往关于 PD 患病率研究可知,80 岁及以上的老年人罹患 PD 的风险约 2.5%。

欧洲、北美洲、大洋洲等经济发达地区 PD 患病率未见明显地区差异,其中全人群患病率为 100 人~300 人 /10 万,65 岁以上老年人群患病率约为 950 人 /10 万。

我国 1986 年开展的一项覆盖 29 个省、自治区、直辖市的流行病学调查资料显示,60 岁以上人群 PD 患病率为 113.9 人 /10 万。1997—1998 年在北京、西安和上海进行的一项流行病学调查显示,我国 65 岁以上老年人群 PD 患病率约为 1.7%,与国际患病率水平相近。2014 年的一项研究显示,我国 PD 患者超过 200 万例,其中 65 岁以上人群患病率约为 1.7%。

此外,1996 年起上海地区针对女性人群—罹患 PD 情况开展的一项流行病学调查结果显示,不同年龄段患病率分别为:<55 岁 71.8 人 /10 万,55~64 岁 124.8 人 /10 万,65~74 岁 256.3 人 /10 万,75~84 岁 106.7 人 /10 万。2014 年的一项 Meta 分析对我国 1983—2009 年报道的 13 项 PD 流行病学调查结果进行汇总,共纳入 4 214 945 人,患者 1 226 例,其结果显示:我国全人群患病率为 190 人 /10 万,男性高于女性(OR=1.29,95%CI: 1.05~1.57,P=0.01);年龄亚组分析:50~59 岁人群患病率为 133 人 /10 万,60~69 岁 422 人 /10 万,70~79 岁 825 人 /10 万,80 岁以上 1 663 人 /10 万。近年在北京、西安、上海、河南、新疆和我国台湾地区等进行的调查结果提示,我国的实际 PD 患病率与欧美等发达国家与地区并无明显差异。

值得注意的是,2001 年之后的调查结果显示各地 PD 患病率均高于 1986 年我国 26 省市患病率水平。由此可见,我国 PD 患病率正呈上升趋势,排除患病率的变化,人口老龄化是最重要的原因。

在调查和分析 PD 的发病率和患病率时,需要注意临床诊断标准和调查方法的差异。在不同的调查中,PD 的诊断标准不一致,如有的调查将所有有震颤症状的患者均诊断为 PD,而有的调查将帕金森综合征(脑炎,脑血管病所引起)和帕金森叠加综合征也包括在内。使用不同的诊断标准可导致不同的调查结果。调查方法即调查的人群构成和调查方式的不同也影响调查结果的准确性。

3. 预期寿命 PD 患者预期寿命较正常人群明显缩短。明确诊断 PD 时年龄在 25～39 岁的患者，剩余预期寿命约 38 年，普通人群约 49 年；明确诊断 PD 时年龄在 40～64 岁的患者，剩余预期寿命约 21 年，普通人群约 31 年；明确诊断 PD 时年龄在 65 岁以上的患者，剩余预期寿命约 5 年，普通人群约 9 年。

二、帕金森病发生的相关因素

流行病学调查研究的重要目的之一，就是要通过了解疾病发生、发展的规律，寻找疾病发生的原因，对疾病发病机制提出进一步研究的假设。PD 发生的相关因素，包括可能导致或增加疾病发生概率的危险因素，同时也包括可能减少疾病发生的保护性因素。

1. **年龄**　老龄化是公认的 PD 发病的危险因素。PD 的患病率和发病率均随年龄的升高而增加。PD 多在 50 岁以上才发病。欧美国家 55 岁以上的人群中，PD 的患病率在 1% 以上，而在 65 岁以上的老人中，增加到 2%。我国 PD 的发病率 60～69 岁组为 289.7 人 /10 万（0.289%），70～79 岁组为 1 157.2 人 /10 万（1.157%），80～84 岁组为 3 534.0 人 /10 万（3.534%），85 岁组为 3 472.2 人 /10 万（3.472%）。

2. **性别**　部分流行病学调查发现，男性 PD 患病率高于女性。流行病学调查资料显示，男女患病率不同，分别约为 1.7% 和 1.6%。部分欧美国家的调查也发现类似结果。尽管这些调查结果可能反映真实的性别差异，但因大部分调查是患病率的研究，其结果也可能受到患者生存率、人群的组成、享受医疗保健程度等因素的影响。

3. **种族和地区**　从已发表的研究文献来看，PD 在不同种族间的患病率有不同。一般欧美白色人种的患病率最高，而亚洲的黄色人种的患病率居中，南美洲的黑色人种 PD 的患病率最低。同时，世界各地 PD 发病率和患病率也不相同，提示 PD 的发生可能与遗传和 / 或环境因素有关。

4. **环境因素**　20 世纪 80 年代初，毒物 1- 甲基 -4- 苯基 -1，2，3，6- 四氢吡啶（MPTP）导致人和动物选择性中脑黑质多巴胺能神经元坏死而出现临床上与 PD 极其类似表现的发现引起极大关注。这一重要发现，不但使我们进一步认识到环境因素可能在 PD 的发病中起重要作用，更重要的是使我们对外源性或内源性毒素，如何选择性地破坏中脑黑质多巴胺能神经元而导致 PD，有了初步的了解。

（1）杀虫剂：农药暴露与 PD 的发生呈正相关。暴露于有毒物质，特别是结构类似于 MPTP 的杀虫剂、除草剂，可导致增加 PD 发病的危险性。

鱼藤酮是一种常用的杀虫剂，被广泛应用于农业活动中，对大鼠施予鱼藤酮后成功引起类 PD 症状。鱼藤酮处理后的大鼠实验发现，鱼藤酮可作用于大鼠黑质多巴胺能神经元,导致其损伤。一些动物研究发现,新生小鼠暴露于百草枯可导致黑质纹状体多巴胺系统的病变,长期低剂量暴露于百草枯可增加PD的易感性。

(2)病原微生物:早在20世纪初,因病毒性脑炎后帕金森综合征的出现,人们便提出PD的发生可能与环境因素有关。自1918年流感病毒大流行暴发脑炎后帕金森综合征起,越来越多研究人员开始探讨关于病原微生物感染与PD发病之间的关系。丙型肝炎病毒、幽门螺杆菌感染等可能增加PD的发病风险,也有研究报道,根除感染性病原体可以改善PD的临床症状及降低PD的发病风险等。

(3)职业暴露:如接触一氧化碳、二硫化碳,某些工业溶剂,汞和铅等也可能引起PD,这些因素都可推进PD的发病及疾病进展,均支持环境毒性。

5. 脑外伤史 一些流行病学病例对照研究发现,PD患者较对照组有更多发病前脑外伤史。但脑外伤与PD的关系仍有待进一步的研究。其可能与PD患者较对照组更容易回忆到过去生活中相关的事件有关,亦可能脑外伤后,能使接触到的环境毒素较容易通过血脑屏障,从而与PD发病有关。

6. 生活习惯 有研究发现,吸烟(无论是过去吸烟、曾经吸烟还是现在吸烟)与PD呈负相关,并按照以上顺序 *OR* 值递减,表明保护作用按过去吸烟、曾经吸烟和现在吸烟呈递增趋势。有前瞻性的流行病学研究发现,在没有出现PD症状之前就对患者的吸烟习惯进行观察,结果表明吸烟是PD一个确切的保护性因素。在排除可能的干扰因素之后,吸烟与PD的负相关依然存在。但是如何解释这一关系仍存在许多争论。

我国一项荟萃分析结果发现,饮茶者PD发病风险低于不饮茶者,饮茶史与PD呈负相关,可以推迟PD的发病。茶叶中的茶多酚具有抗氧化应激和减少自由基生成的作用,饮茶对PD的保护作用也可能与其抗氧化特性和鞣酸能与铁形成紧密复合物,抑制铁的吸收有关。有证据表明PD患者的黑质铁沉积增加,而过量的铁可能参与PD的疾病进展。

前瞻性研究中咖啡显示了相同的负相关,其作用机制可能与其拮抗腺苷A2A受体有关。咖啡因是存在茶和咖啡中的共同成分,是一种甲基黄嘌呤衍生物中枢神经刺激物,可作为腺苷受体拮抗剂,加强多巴胺的神经传递。

研究发现每天每次饮酒量少于100ml可降低PD患病风险。含酒精饮料中,烟酸是合成谷胱甘肽还原酶过程中的必需物质。谷胱甘肽的重要作用是能够清除中脑黑质、纹状体和其他部位中的自由基。谷胱甘肽水平的升高,会提高人体抵抗自由基诱导的氧化应激反应的能力,起到对PD的保护作用。

7. 家族史 随着年龄的增加,PD的发病率也越来越高。但是,部分PD患者在年轻时就发病,而且没有明显环境致病因素存在。许多研究均强烈地提示遗传因素在 PD 的发病中占有重要地位。在 James Parkinson 描述 PD 后不久，人们就观察到，PD 患者家中可有多人患病，认为遗传因素可能是引起本病的原因。进一步研究证明，这些患者体内的某些基因发生了突变或缺失，称之为家族性疾病。作为一种受多基因调控的复杂疾病，PD 的发生与多个基因效应相关。

8. 其他因素　高脂血症是否为 PD 的独立危险因素，医学界仍存在争议。有研究认为，高脂肪摄入是 PD 的危险因素之一。另有研究认为，低密度脂蛋白水平和总胆固醇水平低的男性，PD 的患病率较高。

国内外一些研究认为，尿酸对 PD 具有保护作用。尿酸在机体内作为一种生理酸性物质既有有益作用，同时也与高血糖症、高脂血症、胰岛素抵抗等代谢综合征密切相关。

2011 年，Schernhammer 等发现糖尿病患者 PD 的发病风险明显高于非糖尿病患者。近 3 年来国内学者的大量研究发现，高血糖是 PD 发病的独立危险因素。但血糖升高到何种程度才与 PD 的发病有关还需进一步研究。

（洪　芳）

第二节　基底神经节和多巴胺系统

基底神经节具有重要的运动调节功能，和对随意运动的稳定、肌紧张的控制、本体感觉传入冲动信息的处理都有关系。帕金森病的病理基础是基底神经节内多巴胺系统损害。

一、基底神经节

基底神经节是一组位于中枢神经系统（central nervous system，CNS）的神经核团，与大脑皮质、丘脑和脑干联系密切。基底神经节主要参与调节运动、认知、情绪，以及学习、记忆等功能。

（一）基底神经节的结构组成

基底神经节包括纹状体、黑质（substantia nigra，SN）、丘脑底核（subthalamic nucleus，STN）和杏仁核，其中纹状体中间由内囊分割形成尾核和豆状核，后者由壳核和苍白球组成。苍白球被内髓板和外髓板分隔成为内侧苍白球和外侧苍白球。

（二）基底神经节神经回路

基底神经节接受大脑皮质有关运动区域的传入冲动，而其传出冲动通过丘脑返回大脑皮质的特定区域，这样构成了大脑皮质 - 基底神经节 - 丘脑 - 大脑皮质反馈神经回路。基底神经节通过这些神经调节运动功能,其调节通路包括直接通路、间接通路和黑质纹状体通路。

1. **直接通路** 大脑皮质的谷氨酸能神经纤维投射到纹状体的壳核,兴奋壳核内的 γ- 氨基丁酸(γ-aminobutyric acid,GABA)能神经元,该类神经元的神经纤维投射到内侧苍白球,释放抑制性神经递质 GABA,抑制该处的 GABA 能神经元,从而减弱其对丘脑的谷氨酸能神经元的抑制作用,因此丘脑谷氨酸能神经元输出到大脑皮质运动区的兴奋性增加,该通路的兴奋性提高能够激活运动。此外,纹状体的 GABA 能神经纤维部分投射至黑质,在黑质交替神经元后又通过 GABA 能投射至丘脑,同样其兴奋性激活运动。参与直接通路运动功能调节的神经递质有 DA、谷氨酸、GABA、P 物质(substance P,SP)和强啡肽(dynorphin,DYN)。

2. **间接通路** 大脑皮质的谷氨酸能神经元的兴奋也同样兴奋壳核内的 GABA 能神经元,其神经纤维投射至外侧苍白球,抑制此处 GABA 能神经元抑制性神经递质的释放,功能与直接通路相似。不同的是,外侧苍白球的 GABA 能神经元被抑制后,兴奋丘脑底核的谷氨酸能神经元,该部分神经纤维投射至内侧苍白球,从而兴奋内侧苍白球的 GABA 能神经元,抑制下一级神经元,减少丘脑谷氨酸能神经元的兴奋性输出,降低运动皮质的兴奋性,引起运动抑制效应。参与间接通路调节的神经递质有谷氨酸、GABA、脑啡肽(enkephalin,ENK)、神经降压素(neurotensin,NT)、腺苷和乙酰胆碱。

正常情况下,直接通路和间接通路平行进入丘脑腹外侧核,投射至大脑皮质,大脑皮质运动区整合信号传达指令到脑干和脊髓,产生适当的运动。

3. **黑质纹状体通路** 黑质纹状体通路是基底神经节环路中的旁路。在该通路中,黑质 DA 能神经元的神经纤维投射至纹状体,其末梢释放 DA 递质。DA 能与直接通路的 D_1 受体和间接通路的 D_2 受体结合,分别增强直接通路和减弱间接通路,最终都是易化运动效应,由此平衡运动功能。这种平衡的破坏会导致运动功能失常。PD 即是由黑质 DA 能神经元数量减少所致运动功能障碍的脑部疾病。黑质发出的 DA 能神经纤维还有一部分直接投射到外侧苍白球和丘脑底核,综合控制运动功能。

黑质 - 纹状体多巴胺通路在运动功能调节中发挥着重要作用。黑质 DA 能神经元纤维的末梢投射至纹状体,释放 DA 通过 D_1 受体兴奋 GABA 能神经,对直接通路起正调节作用;而 DA 也可以通过 D_2 受体抑制纹状体 GABA 能神经,对间接通路起负调节作用。

二、多巴胺系统

DA 属于单胺类神经递质,其他单胺类递质还包括去甲肾上腺素(norepinephrine，NE 或 noradrenaline，NA）、肾上腺素（epinephrine，E 或 adrenaline，AD）及 5- 羟色胺（5-hydroxytryptamin，5-HT），它们的分子结构中都有单个氨基，在脑内分布神经元类型、神经纤维投射区域及生物转换过程也极为相似，共同参与运动、情绪、认知等脑功能的调控。而根据结构特征划分，NE、E 和 DA 带有 β- 苯乙胺的基本结构，且在苯环的 3、4 碳位上有羟基，属儿茶酚胺（catecholamine，CA）类化合物。5-HT 由吲哚和乙二胺组成，属吲哚胺类化合物。单胺类神经元的胞体在特定脑区聚集，其发出的神经纤维广泛投射于脑和脊髓，并形成交互式联系，共同构成脑内单胺类递质的调节系统。

（一）多巴胺能神经元在脑内的分布及神经纤维投射

人脑中大约有 40 万个 DA 能神经元，其胞体主要聚集为 10 个细胞群，这些细胞群分别是红核后区、黑质致密部（少部分位于黑质网状部）、腹侧被盖区（ventral tegmental area，VTA）、乳头丘脑束的内侧、下丘脑弓状核外侧大细胞部、乳头丘脑束的腹内侧、下丘脑室周灰质内、嗅球和视网膜。其中以黑质致密部和腹侧被盖区的胞体最为丰富，其他则分布在丘脑、端脑及视网膜。

DA 能神经元在脑内主要有 4 条投射纤维通路：

1. 黑质纹状体通路　源自黑质的神经纤维投射到纹状体的尾状核，由分布于黑质致密部（substantia nigra pars compacta，SNc）的 DA 能神经元组成，主要参与对运动的调控。

2. 中脑 - 边缘和中脑 - 皮质通路　源自腹侧被盖区的神经纤维投射到伏隔核、杏仁核、嗅结节、前额叶皮质、前扣带回皮质、海马体等，由 VTA 的 DA 能神经元组成，参与对奖赏、情绪和记忆的调控。

3. 结节 - 漏斗通路　源自下丘脑的神经纤维投射于漏斗和垂体前叶。

4. 下行投射到脑干和脊髓形成脊髓下丘脑束。

（二）多巴胺的合成及影响因素

神经元胞质中的左旋酪氨酸（L-tyrosine，L-Tyr）在酪氨酸羟化酶（tyrosine hydroxylase，TH）的催化下，被羟基化为左旋多巴（levodopa，L-DOPA），随后被芳香族左旋氨基酸脱羧酶（aromatic L-amino acid decarboxylase，AADC）催化脱羧反应，形成 DA。在 DA 能神经元中，合成的 DA 随后被摄入囊泡内储存，而在去甲肾上腺素能神经元中，DA 可在囊泡内多巴胺 -β- 羟化酶（dopamine-β-hydroxylase，DβH）的催化下再次羟基化，最终形成 NE。

DA 的合成主要受到底物水平和合成酶活性的影响。

1. 底物水平的影响　脑内酪氨酸的浓度很高，生理条件下约 80% 的 TH 分子已经被 L-Tyr 饱和，因此外源补充 L-Tyr 不能显著影响中枢 DA 的合成。L-DOPA 作为 DA 的前体，是 CA 类递质合成的中间产物，也是 AADC 的底物。AADC 催化活性极高，因此脑内 L-DOPA 的含量极低，外源补充 L-DOPA 可以显著提高脑内 CA 的合成水平，现为 PD 的临床治疗药物。

2. 合成酶活性及水平的影响

（1）酪氨酸羟化酶：是依赖于吡啶的单加氧酶，属于芳香族氨基酸羟化酶家族，以四氢生物蝶呤为辅酶，Fe^{2+} 和 O^{2-} 为辅因子。TH 是 DA 类递质合成中的限速酶，其在神经元内含量较少，合成速度及催化活性均弱于 AADC。TH 仅催化 L-Tyr 羟基化，具有较强的底物专一性。蛋白激酶 / 磷酸酶可快速调节 TH 的酶活性。长期慢性应激或者药物干预可导致 TH 的含量变化。TH 活性也可被工具药抑制。

（2）芳香族左旋氨基酸脱羧酶：以磷酸吡哆醛（pyridoxal phosphate，PLP）为辅酶，催化芳香族左旋氨基酸脱羧酶，其中包括多巴脱羧酶。由于神经元胞质中的 AADC 含量多、酶活性高，因此 L-DOPA 合成速度远低于多巴脱羧酶催化的脱羧反应速度，CNS 内源性的 L-DOPA 含量极低。L-DOPA 的结构类似物可竞争性抑制 AADC 的活性，比如 α- 甲基多巴、苄丝肼等。

（三）多巴胺的储存

DA 在神经元胞质中合成后，绝大多数被囊泡摄入并储存，以避免其游离在胞质内被线粒体膜上的单胺氧化酶（monoamine oxidase，MAO）降解。大囊泡多在轴突和神经末梢，小囊泡几乎全部集中于突触前神经末梢（即突触囊泡）。囊泡内递质的浓度远高于胞质，胞质内游离的 DA 可以被囊泡膜上的囊泡单胺转运体（vesicular monoamine transporter，VMAT）逆浓度梯度主动摄取，其中囊泡单胺转运蛋白 2（VMAT2）在中枢中表达，是脑内影响单胺类递质储存、释放的关键蛋白。

（四）多巴胺的释放

DA 的释放有两种形式：非囊泡介导的释放以及囊泡介导的胞裂外排。当神经冲动发生时，神经元突触末梢的囊泡膜与突触前膜融合，并释放出内含物到突触间隙，通过突触传递的形式在神经元间传递信息。胞质中的 DA 则可通过非囊泡介导的形式释放，比如通过多巴胺转运体（dopamine transporter，DAT）外排出神经元。神经冲动可引起递质的释放，此外 DA 的释放还受自身受体、非自身受体以及某些药物的调节。

（五）多巴胺的清除

突触间隙的 DA 有四种去路：被突触前膜重摄取、被突触后膜摄取、被酶降解以及进入血液。重摄取回突触前胞质的 DA 大多被多巴胺转运体摄入囊泡，游离在胞质中的则被酶降解。

1. 重摄取是中枢神经系统中多巴胺失活的主要形式。神经元细胞膜上 DAT 可将释放到突触间隙的 DA 快速摄取回突触前胞质中，以维持 DA 传递的稳态。

2. 酶降解 DA 可通过酶的降解作用而被最终清除。胞外递质如果没有及时被重摄取，或胞内的递质没有被及时摄入囊泡，即可能被酶蛋白降解代谢为小分子，失去生理功能。DA 的降解代谢过程包括单胺氧化酶（monoamine oxidase，MAO）催化的脱氨基，以及儿茶酚胺氧位甲基移位酶（catechol-O-methyl transferase，COMT）催化的儿茶酚胺侧链氧位甲基化。

MAO 为黄素蛋白，可催化单胺类递质脱氨基生成醛，醛代谢物可很快经醛还原酶还原为醇，或被氧化成酸。神经元胞质中的 MAO 位于线粒体外膜，其同分异构体 MAO-B 主要表达在 5-HT 能神经元、组胺能神经元及胶质细胞中，主要降解 DA 和苯乙胺。抑制 MAO 的酶活性可增强单胺类递质的信号传递。许多 MAO 抑制剂（monoamine oxidase inhibitor，MAOI）也是临床常用的治疗抑郁症、PD 和阿尔茨海默病（Alzheimer's disease，AD）的药物。目前临床药物中司来吉兰和雷沙吉兰为 MAO-B 抑制剂，可抑制 DA 的降解，用于治疗 PD。

COMT 可将甲基从 S- 腺苷甲硫氨酸转移到儿茶酚苯环的 m- 羟基上，形成 3- 甲氧基 4- 羟基衍生物，使 CA 类递质失活。COMT 主要表达在平滑肌、内皮细胞、胶质细胞中，在神经系统中主要存在于突触尤其是突触后膜上。COMT 抑制剂也是临床常用药物，其中恩他卡朋和托卡朋是强效的 COMT 抑制剂，且毒性较弱，近年来已被用于治疗 PD。

胞质中的 DA 首先被线粒体外膜上的 MAO 降解，代谢产物在神经元外可被 COMT 进一步降解；在细胞外液中的 DA 则先被 COMT 降解，其代谢中间产物可进一步被 MAO 降解。CNS 神经元中 DA 的代谢终产物主要为 3, 4- 二羟基苯乙酸（3, 4-dihydroxyphenylacetic acid，DOPAC），其含量变化是作为 DA 能神经元活动的主要指标，阻止 DA 的重摄取可导致 DOPAC 的含量显著下降。DOPAC 转运到细胞外后可被 COMT 代谢为高香草酸（homovanillic acid，HVA）。细胞外液中的 DA 则先被 COMT 转化为 3- 甲氧基酪氨酸（3-methoxy-dl-tyrosine，3-MT），再被 MAO 代谢为 HVA。

（六）多巴胺受体类型和分布

DA 受体属于 G 蛋白耦联受体（G protein-coupled receptor，GPCR），为 7 次跨膜的多肽链，N 端在细胞外，有糖基化位点；C 端在细胞内。根据药理学特征和信号转导通路的不同，目前已明确的 5 种 DA 受体可分为 D_1 和 D_2 受体家族。D_1 受体家族（兴奋时激活腺苷酸环化酶）含 D_1 和 D_5 受体，D_2 受体家族（兴奋时抑制腺苷酸环化酶）含 D_2、D_3 和 D_4 受体。DA 受体在神经系统中分布广泛，在突触的前后膜都有表达，不仅存在于 DA 能神经元上，也作为异源受体存在于非 DA 能神经元上。

D_1 与 D_2 受体是脑内主要的 DA 受体亚型,在纹状体、伏隔核、嗅结节含量丰富,其他分布在黑质、嗅球、杏仁核、额叶皮质、海马、丘脑、下丘脑、小脑等脑区。纹状体中 D_1 受体含量是 D_2 受体的 4 倍,其中 GABA 能神经元上 D_1 受体较多,而在脑啡肽能神经元和乙酰胆碱能神经元上则多为 D_2 受体。D_3 受体主要集中在中脑边缘系统中,如伏隔核、嗅结节、海马回等部位。D_4 受体在脑内的含量最低,在额叶皮质、杏仁核、海马、下丘脑、苍白球、黑质网状核以及丘脑中有分布。D_5 受体在多个脑区中有较低表达,如前额叶皮质、运动前区、扣带回、黑质、下丘脑、海马、齿状回等。

（七）多巴胺的生理功能

中枢神经系统中的 DA 主要调节机体的运动、精神情绪以及神经内分泌功能。

1. 调节机体运动 通过黑质纹状体通路,黑质多巴胺神经纤维投射至纹状体,与 GABA 能神经元的 DA 受体协同作用,DA 系统参与调节锥体外系的运动功能。

双侧大脑半球 DA 功能的失衡则引起躯体的不对称运动。激活黑质多巴胺神经元活动可增强运动能力,临床上的许多运动障碍都与 DA 的黑质纹状体通路活动异常有关,比如黑质 DA 能神经元的退行性变性可导致 PD,而在长期大量应用 DA 受体拮抗剂(如吩噻嗪类和三氟拉嗪)的患者中,常出现 DA 受体的超敏反应,可产生迟发性运动障碍。

2. 调节神经精神活动 通过中脑 - 边缘通路和中脑 - 皮质通路,DA 系统参与调节精神情绪活动以及认知功能。伏隔核是 DA 神经纤维投射的主要靶向核团之一,也是参与强化和奖赏行为的重要部位,该脑区的 DA 能神经元活动在正常的强化行为(如摄食、饮水、性行为)以及异常的强化(药物成瘾)中都具有重要的作用。前额叶皮质中的 D_1 功能低下和 D_2 功能亢进则可能是导致精神分裂症的重要因素。

3. 调节神经内分泌功能 投射到下丘脑和垂体的 DA 功能增强可促进促黄体生成素和卵泡刺激素的分泌,减少催乳素的分泌。

4. 调节睡眠 - 觉醒 位于中脑导水管周围灰质(periaqueductal gray matter, PAG)腹侧区的多巴胺能神经元在觉醒时存在选择性活跃。

第三节 帕金森病的病因和发病机制

PD 的主要病理特征为黑质致密部多巴胺能神经元大量退化和丢失,另一个重要病理特征是残存神经元中嗜酸性包涵体,称为路易体(Lewy body)。

一、PD 的病理学特征

黑质 DA 神经元的丢失是 PD 发病的重要病理学基础。PD 患者尸体解剖观察到，PD 患者黑质区色素减退，伴 DA 神经元的数量减少。正常青年人黑质 DA 神经元约为 40 万，正常 80 岁老人约为 20 万，PD 患者则少于 10 万。PD 患者黑质区 DA 细胞减少达 60% 以上，伴纹状体的 DA 神经末梢密度降低。因此黑质纹状体通路的 DA 对壳核内 GABA 能神经元的调节效应减弱，尤其是间接通路对 D_2 受体的兴奋作用减弱，增强了间接通路对运动皮质兴奋性的抑制作用，从而表现出运动功能减退的临床症状。

二、PD 发病的分子机制

黑质 DA 神经元的丢失是引起 PD 发病的主要病理机制。脑内 DA 神经元选择性发生退变原因很多，包括遗传、环境和细胞自身代谢等因素。

（一）PD 发病的遗传风险

PD 已存在多个明确的家族遗传发病基因以及相关风险基因。6 个基因被认为能够介导常染色体显性遗传：*SNCA*、*LRRK2*、*VPS35*、*EIF4G1*、*DANJC13* 和 *CHCHD2*，其所致 PD 发病年龄与散发性 PD 患者相似。其中 *SNCA* 的突变可直接导致 α 突触核蛋白异常聚集产生 Lewy 小体，引发 PD。而 *Parkin*、*PINK1*、*DJ-1* 则为 PD 的常染色体隐性遗传基因，常与早发型 PD（年龄小于 40 岁）的发病密切相关。除此之外，和 PD 样病变显著相关的基因还有 *ATP13A2*、*C9ORF72*、*FBXO7*、*PLA2G6*、*POLG1*、*SCA2*、*SCA3*、*SYNJ1*、*RAB39B* 等，且可能存在多个基因共同作用的影响。PD 相关风险基因的突变可导致直接发病或显著提高发病率。因此通过基因组学的分析可排查神经退行性变性疾病的发病风险，也有助于分析个体的健康和疾病。以下简述几个重要的致病基因。

1. α 突触核蛋白基因 α 突触核蛋白（α-Syn）基因是第一个被发现的 PD 致病基因。α-Syn 分布于突触前末梢，包括 α-、β- 和 γ-Syn。它们参与 DA 神经传递和突触囊泡的转运。其中，α-Syn 与 PD 的发病有关。PD 家系的研究发现，患者的染色体臂 4q21-23 携有 α-Syn 突变位点，呈常染色体显性遗传。α-Syn 异常聚集形成 PD 患者脑内的 Lewy 小体。α-Syn 的 A53T 突变体可加剧细胞的氧化应激反应，诱导细胞死亡。

2. Parkin 基因 是首先在家族性早发型 PD 患者中发现的致病基因。携带 Parkin 基因的 PD 患者发病年龄跨度大，但是年轻人发病高达 60% 以上。这类患者脑内 DA 神经元丢失，但是不存在 Lewy 小体。这类患者使用左旋多巴疗效显著，甚至对左旋多巴反应过度。在脑内，Parkin 主要分布于胞质、突触囊泡、高尔基体、内质网和线粒体外膜。Parkin 具有泛素 - 蛋白酶 E3 连接酶活性。α-Syn 是 Parkin 的底物，而突变的 α-Syn 不能被 E3 连接酶所降解。

3. 其他致病基因 如 PARK6，也称 PTEN 诱导的激酶 1（PTEN-induced kinase 1，PINK1），位于线粒体，可保护细胞免遭氧化应激损伤。突变型 PINK1 参与家族性早发型 PD，与 DA 神经元的氧化损伤加剧有关。还有家族性 PD 致病基因 PARK8，即富含亮氨酸重复激酶 2（leucine-rich repeat kinase 2，LRRK2）。该蛋白是一种蛋白激酶，其突变可引起 PD 和克罗恩病。

（二）氧化应激导致 DA 神经元退行性病变

目前认为，氧化应激损伤是黑质 DA 神经元死亡的主要原因。

1. DA 的氧化应激代谢 脑内的 DA 神经末梢释放神经递质 DA 后，大多数 DA 通过多巴胺转运体重摄取代谢失活。在代谢中，DA 被 MAO-A 和 MAO-B 氧化代谢。在有氧条件下，MAO-A 催化 DA 代谢为 DOPAC，同时也生成过氧化氢（H_2O_2），DOPAC 经 COMT 代谢生成 HVA。在生理条件下，DA 进行快速的酶促反应代谢。在氧化应激情况下，DA 通过非酶促反应进行代谢，DA 被氧化生成醌类化合物并形成黑色素。在这个代谢过程中产生超氧阴离子（O_2^-）和 H_2O_2。此外，DA 又被代谢形成 6-OHDA，后者作为单胺类神经元化学切割剂进一步损伤 DA 神经元。

2. 铁离子参与 DA 的氧化应激 PD 患者脑内铁离子含量显著升高。铁离子可以加速非酶促反应的 DA 自身氧化生成 H_2O_2 和 O_2^-；促进 H_2O_2 和 O_2^- 形成·OH^-；促使脂质过氧化物的分解；还能与黑色素结合沉积于黑质，催化自由基产生。过量的活性氧与抗氧化系统的失衡会导致氧化应激反应，引起氧化损伤。大脑内过量的活性氧可引起核酸崩解和脂质过氧化，导致细胞功能障碍，最终导致细胞死亡和神经元的丢失。

（三）环境因素参与 PD 发病

多种环境因素参与 PD 的发病，长期接触铅、铜、汞、锌、镉、镍、铁和锰等金属离子或长期暴露于杀虫剂中，都可能增加 PD 发病。

发病机制主要有线粒体功能障碍、自由基生成、氧化应激以及铁代谢障碍，尤以线粒体功能障碍和氧化应激为主要，而铁代谢障碍和一氧化氮（NO）介导的自由基生成增加则可诱发氧化应激。

（四）神经炎症参与 PD 发病

神经炎症与包括 PD 在内的神经退行性变性疾病的发生密切相关。在 PD 患者及其相应动物模型中，均观察到炎症的相关标志物，如小胶质细胞的激活和星形胶质细胞的增多，以及血清和脑脊液中升高的促炎性细胞因子。在 PD 患者脑内，激活的小胶质细胞表达人类白细胞抗原 HLA-DR 和 CD11b，患者血液中可检测到促炎性细胞因子如 TNF-α、IL-1β、IL-6 等的升高。炎性小体也在神经退行性变性疾病的免疫反应中扮演着重要角色。如 NLRs 家族相关的炎性小体 NLRP3，它的活化促进了 PD 的发病进程。炎性小体能够调节胱冬肽酶 -1（caspase-1）的活化，促进细胞因子前体 pro-IL-1β 和 pro-IL-18 的成熟和分泌，还能调节 caspase-1 依赖的形式编程性细胞凋亡，诱导神经细胞在炎性和应激的病理条件下死亡。

（五）线粒体功能异常、细胞凋亡和 PD

线粒体功能异常与 PD 的发病密切相关。线粒体呼吸链复合体 I 缺陷是导致大部分神经元变性的主要原因。全身使用线粒体复合体 I 抑制剂鱼藤酮可选择性地引起黑质 DA 神经元丢失及路易体形成。在 PD 患者的黑质内，线粒体电子传递链的复合体活性降低，线粒体复合体 I 被抑制导致线粒体的耗氧量增加，氧化应激增强，自由基产生增加，引起氧化应激损伤。细胞凋亡可能参与 PD 的发病。线粒体膜通透性发生变化时，线粒体释放细胞色素 C 和凋亡蛋白，均可诱导细胞内凋亡信号分子的活化，从而引起神经细胞的凋亡。

（六）神经营养因子和 PD

神经营养因子（neurotrophic factor，NTF）对神经功能的调控具有重要作用，在神经元损伤或病变时，NTF 是保护神经元存活和促进神经再生的必需因子，与神经退行性变性疾病的发展和治疗密切相关。神经营养因子可减缓神经退行性变性疾病中的神经元损伤，促进神经再生，发挥保护作用。神经营养因子包括神经营养素（neurotrophin，NT）、胶质细胞源性神经营养因子（glial cell linederived neurotrophic factor，GDNF）、睫状神经营养因子（ciliary neurotrophic factor，CNTF）、成纤维细胞生长因子（fibroblast growth factor，FGF）等家族。BDNF 能启动多巴胺能受体 D_3 的过表达，从而诱导机体运动行为的敏感性。GDNF 是黑质多巴胺能神经元的存活因子之一，还能促进多巴胺能神经元表型分化和神经再生，保护其不受神经毒素等的损伤，对 PD 的运动障碍具有重要的作用。

（七）磷酸激酶参与 PD 发病

磷酸激酶参与了多种生物学进程，如细胞外信号调控的激酶（extracellular signal-regulated kinase，ERK）信号通路的变化在 PD 发病进程中发挥重要作用。研究表明，MAPK/ERK 信号途径参与了 6-OHDA、MPTP 和鱼藤酮等神经毒素所致的神经毒性，具有神经保护功能的物质则通过调控 MAPK/ERK 信号通路，减缓神经细胞所受神经毒性损伤，保护神经元存活。

激活 MAPK 家族可使 MAPK/cAMP 反应元件结合蛋白磷酸化激活并转录到核内，与 cAMP 反应元件结合，激活相关基因的转录，调节 c-fos、SRF、Jun-B 和 Bcl-2 等的表达，这些蛋白质通过抑制凋亡和促进细胞分化、再生等，促进神经元的存活。MAPK 家族的 ERK 激活后，经过一系列级联反应激活凋亡信号调节激酶 ASK，然后激活 c-Jun 氨基端激酶（c-Jun N-terminal kinase，JNK）。JNK 一旦被激活，即从胞浆转移至核内，引起一系列级联反应，导致 c-Jun 等转录因子的激活。活化的 c-Jun 可聚合成同源二聚体或与 c-fos 聚合成异源二聚体，进一步激活下游基因。而 JNK 与一些凋亡相关蛋白的磷酸化有关，JNK 磷酸化可激活 c-Myc 和 P53 等转录因子，发挥与凋亡相关的作用。

（八）肠道菌群与 PD

近年来许多前沿研究都在关注肠道系统及寄居肠道的微生物群对机体的影响，脑 - 肠轴概念被提出。肠道微生物参与了代谢系统、免疫系统、神经系统相关的多种疾病的发病机制，尤其在 PD、AD 甚至多系统萎缩等神经退行性变性疾病中，肠道菌群发挥着重要作用。肠道菌群可以通过影响中枢神经系统和外周的免疫反应，作用于中枢神经炎症，并参与肠神经系统和神经内分泌系统的调节。PD 和 AD 患者都被证实存在肠道菌群紊乱。肠道菌群的代谢物，如色氨酸代谢物可激活星形胶质细胞，调控中枢神经炎症。向 PD 小鼠移植正常小鼠的肠道菌群，可显著改善 PD 样的运动功能损伤。向无菌小鼠移植来自 AD 患者的粪便代谢物，可引起小鼠显著的学习记忆行为学障碍。因此调节肠道菌群也成为治疗神经退行性变性疾病的靶标之一。

（九）非编码 RNA 与 PD

非编码 RNA 即不编码蛋白质的 RNA，包括核糖体 RNA、转运 RNA、核小 RNA 和微 RNA（microRNA，miRNA）等多种已知部分功能的 RNA，还包括尚在探索功能的 RNA，如环状 RNA、长链非编码 RNA 等。

miRNA 是目前了解最多的非编码 RNA 之一，长约 21～25bp，通过与靶基因的互补配对，裂解靶 mRNA 或抑制翻译，调节基因的表达。miRNA 参与了胚胎发育、细胞分化、器官发生、物质代谢等广泛的生命过程。PD 和 AD 患者血清中，均存在如 miR125b、miR107、miR133b、miR214 等 miRNA 的异常表达，与健康人群有显著差异。miRNA 参与 Tau 蛋白、核转录因子 NF-κB 等信号通路的调控，从而影响神经退行性变性疾病的发生，可作为诊断神经退行性变性疾病的生物标记物。因此，鉴定神经退行性变性疾病中差异表达的特异性 miRNA 并对其进行干预，也有助于为临床诊断提供生物标记物，并解释中医治疗效果的复杂机制。

（杨玉芳）

第二章

中医学对帕金森病的认识

帕金森病是西方医学近现代出现的一种病名,故在中医典籍中未见相同称呼。根据病因病机、临床表现等,本病可归属于"颤振""震颤""振掉""痉病""肝风"等范畴。近年来的研究表明,中医药在PD的预防、治疗、康复等方面,均具有一定的疗效,中西药合用具有"增效减毒"的作用。

第一节　源　流　嬗　变

中医学治疗"震颤""振掉"等的文献,历史悠久,源远流长,历代已降,均有阐发。相关记述及分析散见于各类典籍中。

一、战国至秦汉时期

传世经典中医著作《黄帝内经》(以下简称《内经》)成书于此期,书中对PD的典型症状,如震颤、肌强直、姿势异常、运动迟缓等及其发病机制已有大量记载。《素问·脉要精微论》曰:"骨者,髓之府,不能久立,行则振掉,骨将惫矣。"《素问·五常政大论》有"其病摇动""掉眩巅疾"之说。《素问·至真要大论》云:"诸风掉眩,皆属于肝……诸禁鼓栗,如丧神守,皆属于火。诸痉项强,皆属于湿……诸暴强直,皆属于风。"《灵枢·经脉》云:"手少阳之别……病实则肘挛,虚则不收。"《灵枢·刺节真邪》曰:"虚邪之中人也,洒淅动形……搏于筋,则为筋挛。"上述"掉""痉""振掉""摇动""鼓栗""强直""肘挛""筋挛",均契合PD主症。

东汉时期,张仲景《伤寒杂病论》创造性地将《内经》《难经》理论与临床病证有机地结合起来。《伤寒论》有载:"头眩,身𥆧动,振振欲擗地",描述了身颤。《金匮要略·痉湿暍病脉证治》载有"独头动摇"症状。《金匮要略·跌蹶手指臂肿转筋阴狐疝蛔虫病脉证治》所载:"病跌蹶,其人但能前,不能却",是对患者足背僵硬及运动障碍的阐述。仲景所述诸表现均与PD趋同。《中藏经·论筋痹第三十七》曰:"行步奔急,淫邪伤肝,肝失其气,因而寒热所客,久而不去,流入筋会,则使人筋急而不能行步舒缓也",所言"行步奔急""不能行步舒缓"恰与PD之慌张步态相似。

这一时期的医家已然关注到"颤""僵""运动异常"等症，并实现了将临床实践经验归纳总结为理论的跃迁，却未能将其升华为证。

二、两晋至隋唐五代时期

西晋王叔和所著的《脉经》，在不同篇章中论述了与 PD 相似的症状。《脉经·平人迎神门气口前后脉》云："左手关上脉阳虚者，足少阳经也。病苦眩、厥、痿，足指不能摇，蹙，坐不能起，僵仆""左手尺中神门以后脉阳虚者，足太阳经也。病苦脚中筋急，腹中痛引腰背，不可屈伸，转筋""右手尺中神门以后脉阳虚者，足太阳经也。病苦肌肉振动，脚中筋急。"《脉经·辨三部九候脉证》曰："尺脉细而急者，筋挛，痹不能行。"《脉经·诊百病死生诀》："诊人被风，不仁痿蹶，其脉虚者，生；坚急疾者，死。"《脉经·肝足厥阴经病证》："肝病，其色青，手足拘急，胁下苦满，或时眩冒，共脉弦长，此为可治。"《脉经·平五脏积聚脉证》："诊得心积，脉沉而芤，上下无常处，病胸满，悸，腹中热，面赤，嗌干，心烦，掌中热，甚即唾血，主身瘛疭，主血厥，夏差冬剧，其色赤。"不仅记述了"僵仆""振动""筋挛""痿蹶""拘急""瘛疭""不可屈伸"诸症，还提出了与之相应的脉象。

隋代巢元方编撰的《诸病源候论》根据《内经》《伤寒杂病论》的基本理论，侧重阐发疾病的病因证候。其中《风四肢拘挛不得屈伸候》《风身体手足不随候》《风亸曳候《五指筋挛不得屈伸候》亦对僵直、姿势障碍、活动异常等症状，有详细的描写和分析，并提出了新的见解。

唐代孙思邈《备急千金要方·诸风》载："金牙酒，疗积年八风五痉，举身曳、不得转侧、行步跛、不能收摄。又暴口噤失音、言语不正、四肢背脊筋急、肿痛流走不常、劳冷积聚少气、乍寒乍热，三焦不调，脾胃不磨饮、结实逆害、饮食酢咽、呕吐、食不生肌、医所不能治者，悉主之方。"金牙酒所治肢体僵硬、步态不稳、行动迟缓都是 PD 的典型运动症状，而"言语不正"，则属于 PD 语言障碍。唐代王焘《外台秘要·风身体手足不随方二首》对《诸病源候论》中"风身体手足不随者"的病因、病机、脉象及治疗进行了补充。

这一时期的不少医家对于类似 PD 运动症状的记述进一步扩展、深入，较前更为详尽，诊断要点进一步明确，相关理论的广度、深度都得到了空前的发展，在今天仍有重要的现实意义，但对本病的认识仍然处于"症"的层级，视角仍较为局限。

三、宋金元时期

北宋年间，由官方组织编纂的《太平圣惠方·中风论》曰："夫风曳者。是肢体舒缓不收摄也。"《圣济总录·风亸曳候》曰："其亸则偏而不举，曳则弛而不随,是皆不能收摄也。"曳是对肢体下垂、飘摇无力的形象描述,与 PD 后期运动迟缓无力症状高度相似。

南宋时期,窦材《扁鹊心书》记有"手颤病",指其"手足颤摇,终身痼疾"。将"颤"单独列为一种病证,并言明此病难治,可谓难能可贵。陈言《三因极一病证方论·料简类例》则将"头招摇,手足颤掉",称为"风颤"。施发《察病指南·辨七表八里九道七死脉》介绍了"左手尺内脉迟"主"身寒体颤"。

金元时期最值得一提的是,张从正在《儒门事亲·风形》中记载了一例典型的具有震颤症状的病例,并详细记录了临床表现及诊疗过程。原文曰:"新寨马曳,年五十九,因秋欠税,官杖六十,得惊气,成风搐已三年矣。病大发则手足颤掉,不能持物,食则令人代哺,口目张唇舌嚼烂,抖擞之状,如线引傀儡。"这则病例虽然未见肌强直的描写,但患者的年龄以及四肢严重震颤而无法拿紧物体、咀嚼、吞咽困难、运动功能异常的表现,使人宛若见到一位 PD 患者,刻画极为生动。这比英国医学家 Parkinson 于 1817 年在《论震颤麻痹》中报道的 6 例 PD 患者早 600 年左右。

宋金元时期的医家已有了前期的良好基础,在总结前人基础上,结合自身的临证经验,对于 PD 相关症状的描述更加细致全面,对本病的认识进一步加深、理论水平更加完善,已初见"证"的归纳。然此期医家仍主要关注于症状,并将"颤""痿"等不同病证的认识处于混淆状态。

四、明清时期

万全《片玉心书·惊风门》曰:"两指伸缩名为搐,十指开合搦之形。挈则连身常跳起,颤而四体动摇铃。"形象地将"搐""搦""挈""颤"加以比较,使人为其观察之细致而叹服。徐春甫在《古今医统大全·颤振候》阐明:"颤振与瘛疭相类,但瘛疭则手足牵引而或屈或伸;颤振则但战栗眴动而不屈伸是也",将颤振与瘛疭进行了鉴别,同时将寒邪所致"振寒""寒栗"归属为颤振。张景岳《类经》阐释其症状为"身怯寒而振栗也",即恶寒而身振颤。

楼英《医学纲目·肝胆部》云:"颤,摇也。振,动也。风火相乘,动摇之象,比之瘛疭,其势为缓。"对"颤振"进行初步定义,开创"颤振"研究先河,自此"颤振"首次作为独立名称出现。并将颤振与瘛疭相较,指明前者在程度上小于后者,补充了两者的鉴别诊断,同时将"鼓栗"归为颤振表现。李中梓《内经知要·病能》中解释"鼓栗"为鼓颌战栗,与振寒形似。

其后,孙一奎《赤水玄珠》中的记载可谓高屋建瓴,首次把"颤振"作为病名以规范震颤为主要临床表现的疾病。《赤水玄珠·颤振门》曰:"颤振者非寒噤鼓栗。"其又在著作《医旨绪余·颤振》中曰:"颤振者,人病手足摇动,如抖擞之状,筋脉约束不住,而莫能任持,风之象也""夫颤振,乃兼木气而言,惟手足肘前战动,外无凛慄之状"。明确指出颤振之震颤不包括寒战,且颤振之震颤以四肢远端尤为明显,观察极为细致。孙氏还对该病的发病年龄、预后等均有精辟的论述,谓:"此病壮年鲜有,中年以后乃有之,老年尤多。夫年老阴血不足,少水不能灭盛火,极为难治。"颤振病的提出已与PD高度接近,孙氏的学术思想对后世影响颇大,如何梦瑶《医碥·颤振》、张璐《张氏医通·颤振》等对颤振的论述及治疗均以此为据。同期王肯堂集前贤之大成,其所著《证治准绳·杂病》延续了楼英对"颤振"的定义,此外还总结出了一套因人施治的治疗颤振的方剂。

张景岳将"颤""痉"做了明确区分。《类经·十五别络病刺》曰:"头重高摇之,谓力弱不胜而颤掉也。"《类经·六气之复病治》曰:"掉为颤掉,眩为眩运。"《景岳全书·杂证谟》则曰:"谓痉之为病,强直反张病也。"

清代张璐《张氏医通·诸风门》曰:"颤振则但振动而不屈也,亦有头动而手不动者,盖木盛则生风生火,上冲于头,故头为颤振。若散于四末,则手足动而头不动也。""颤振之脉,小弱缓滑者可治,虚大急疾者不治,间有沉伏涩难者,必痰湿结滞于中之象。"系统总结了前人的经验和论述,对"颤振"的论述精审,视角新颖独到,且进一步提出以脉象判断预后,形成了较系统的认识,丰富了本病的理论及临床经验。

吴谦等编撰的《医宗金鉴·战振栗》曰:"振,亦耸动,比之于战则无力也。所以论中曰:振振者,皆责其虚也。栗,邪气为之也。战,正气为之也。邪正相交故争也"。表明"战"是由于正邪抗争而引起身体抖动的症状,"栗"为病邪侵入所致,"振"之抖动则因虚故而无力,程度较"战"轻微。将颤振之"振"与惊风、感寒、疫毒等引起之"战""栗",从症状到机制进行明确区分,其对颤振的认识亦可谓精辟。

清后期,大量医案类著作也收录了"颤振"表现的病例,并均有发挥。程文囿《程杏轩医案·周司马痹风病后足膝软弱》记载了病家"转摇不能,行则振掉",经"调治小愈"后,"腰臀虽能转侧,足膝尚觉软弱"的症状,暗示了颤振经治疗后虽有所改善,但预后不良。魏之琇《续名医类案·卷十三》辑录:"陆养愚治王庚阳,中年后患足拘挛,屈伸不利,以风湿治不效……至月余,先左足拘挛,难以屈伸,渐至右足亦然,又渐至两手亦然,手更振掉不息",此症状与PD单侧起病、逐渐进展为双侧,肢体震颤、僵直的特点一致。诸案例记述之精彩,使人不得不佩服先贤医术之审慎。

明清期间可谓"百家争鸣,百花齐放"。这一时期的医家各抒己见,医学论著层出不穷,对"颤振"的认识亦存在不少争议。如徐春甫、张璐将寒邪所致"振寒""寒栗"归属于颤振,而孙一奎给予否定。又如明代薛铠《保婴撮要·颤振》中记载:"一小儿腿痛,内溃出脓碗许,即时颤振""一小儿臂痛溃后,颤振少气""一女子患瘰,因怒两手颤振""一女子患流注,发热而颤""一女子不得继母之心,久而郁怒,遂患颤振"。明·王绍隆《医灯续焰·饮食劳倦第三十九》曰:"东垣葛花解醒汤,治饮酒太过,呕吐痰逆,心神烦乱,胸膈痞塞,手足颤摇,饮食减少,小便不利。"清·傅青主《女科仙方·产后恶寒身颤》曰:"妇人产后恶寒恶心,身体颤,发热作渴,人以为产后伤寒也,谁知是气血两虚,正不敌邪而然乎"。清代沈源在《奇症汇·卷之三》中记述了一患者每食猪肉即出现身体战栗,曰:"当湖江希生内政,中年时,每食猪肉即身体战栗,屡易不效。"清代王邦傅《脉诀乳海·小儿生死候歌》论述小儿急慢惊风时谓:"虚能发热,热则生风,是以风生于肝,痰生于脾,惊出于心,热出于肝,而心亦热。以惊风痰热,合为四证,搐搦掣颤。"以上论述的发怒之颤、发热之颤、饮酒之颤、妇人产后之颤、惊风之颤,甚至食猪肉之颤,实与 PD 大相径庭,但关于"震颤"如此丰富的研究,对于后世医家的借鉴也具有积极的意义。

总之,此期医家明确提出"颤振"病名,对其研究更加深入,描述更为全面细致,记录了大量兼症、脉象,详述了"痉""瘛疭""振寒"以及"战""栗"等与"颤振"的异同,积累了丰富的临床经验,诊疗体系进一步完善,整体认识具有质的飞跃,是 PD 作为独立疾病继承发展的关键时期,对后世影响深远。

五、近现代时期

近现代医家对本病也进行了大量的摸索、总结。由于古代医家对于类似 PD 的记载以运动症状为主,且流派众多,根据自身的临证经验均有所见解,造成本病的命名、诊治纷繁复杂。梳理历代中医经典文献中与 PD 对应的记录大致有"颤震""颤振""颤掉""振掉""振摇""脑风""肝风""头摇""筋挛""弹曳""颤""掉""振"等几十种。随着现代医学与中医学的融合发展,诊断手段的不断进步,加之引起震颤、僵直症状的疾病多样,如"肝豆状核变性""甲状腺功能亢进""亨廷顿病"等,借助现代检查手段和方法,可将 PD 和其他具有类似症状的疾病加以区别。

20 世纪 80 年代,学界开始对 PD 的命名、症状及证型等的标准统一建设进行了大量工作。任继学、王永炎、谢海洲、周仲瑛等著名中医学家在诊断和治疗上根据运动主症,结合兼症,配合四诊合参,相继发表了对 PD 的辨证认识和治疗经验,各医家从不同角度论治 PD,收效甚佳。综合众位医学大家的学术思想,即人体是一个整体,五脏六腑、气血津液、血脉筋络互为影响,非一因一机所能致颤。

1991 年第三届中华全国中医学会老年脑病学术研讨会通过了王永炎院士牵头制订的《中医老年颤证诊断和疗效评定标准(试行)》,将表现为震颤等症状的一类疾病统一命名为"老年颤证",包括 PD 及帕金森综合征,并提出了诊断标准,制订了一套完整疗效评定体系,为中医诊断治疗 PD 的客观化奠定了基础。行业标准的建立也促进了中医领域对老年颤证的学习与交流,推动了中医诊治 PD 的学术发展。PD 以运动迟缓、静止性震颤、肌张力高、姿势平衡障碍为主的运动症状以及抑郁、便秘、睡眠障碍为主的非运动症状,好发于老年人,慢性起病,病因繁多,病机复杂,病程较长,逐渐加重,难以逆转,预后不良,这些特点逐渐被全行业认可。

近年来,中医对 PD 的认识仍不断深化。《中医内科学》将 PD 归属于"颤震"病,以头部、肢体颤摇为主症,可兼有项强,四肢拘急,在延续了古代医家认识的基础上,结合西医现代解剖学和病理生理学研究,认为本病关键的因素为髓海失充,筋脉失荣。笔者通过多年的研究结合临床实践,认为 PD 以运动症状为主,常见震颤型和僵直少动型两个亚型,不同亚型在早、中、晚期的不同阶段,病理变化并不一致。建议临证亦应分型、分阶段论治,其中以震颤为主要临床特征者,可归于"颤病",以肌肉僵直、运动迟缓为主要临床特征者,可归于"拘挛""痹病"。也有相关的学会发布了帕金森病的中医专家共识,对 PD 的中医诊断、辨证、治疗及疗效评价标准等,进行了探讨和研究。

第二节　病　因　病　机

PD 是一种复杂的难治病,病程长,且病情处于不断动态变化之中。其发病原因主要在于年老体虚,肝肾气血不足;情志过极,脏腑气机失调;饮食不节,脾胃损伤不运;劳逸失当,脏腑气血暗耗等,终致脏腑失司,风阳内动而发病。病理性质总属本虚标实,其中肝脾肾亏损,脏腑功能失调为本;风、瘀、痰、毒互结,蕴塞脑窍为标。虚实兼夹转化,诸邪胶着,损伤脑窍,害及泥丸(中脑),导致本病缠绵难治。

临床诊治过程中,对于 PD 的认识不仅要充分考虑其病因病机,更要把握患者病情的变化。临床上 PD 以运动症状为主常见震颤型和僵直少动型两个亚型,不同亚型在早、中、晚期的不同阶段,病理变化并不一致。因此,临证亦应分型分阶段论治。

一、震颤型

震颤型 PD 初期多责之肝肾亏虚,虚风内动;中期脏腑渐损,互为影响,肝脾肾受损,气阴两虚,且夹杂风、火、痰、瘀、毒等标实之症;晚期脏腑精气耗伤,肝脾肾更虚,阴阳两虚,邪毒入络,侵伤脑窍筋脉。内风引动为此型 PD 核心病机,"风胜则动",故肢体震颤动摇。

1. 早期　早期震颤型 PD 以肝肾不足,虚风内动为主要病理特点,改良

Hoehn-Yahr 分级判定常为 1.5 级以下。王肯堂《证治准绳·颤证》指出："此病壮年鲜有,中年以后乃有之,老年尤多"。肾为先天之本,肾精是生命活动的根本,亦是五脏六腑精气之根源。PD 多好发于老年人,肾精衰退,五脏无以滋养,精气亏虚,髓海不充。《证治准绳·颤证》亦言："夫老年阴血不足,少水不能制盛火,极为难治",《赤水玄珠》指出颤振病机为"木火上盛,肾阴不充"。PD 患者肾阴亏虚,肝木无以滋养,肝风内动,振摇不已,震颤由生。肝肾不足,阴精亏虚,则髓海不得濡养,水不涵木,阴虚风动,扰动筋脉,临床表现以肢摇头颤为主。

2. **中期** 中期震颤型 PD 以气阴两虚、风火痰瘀为主要病理特点,改良 Hoehn-Yahr 分级判定常为 2～3 级。随着 PD 病情不断发展,肝肾亏虚,渐及脾虚,表现为肝脾肾俱虚。肾为先天之本,脾乃后天之本,脏腑亏虚,阴血化生不足,精气不充,肝无所藏,肾精失充,髓海失养,故可见双手震颤、行动迟缓。明代汪机曰："有因痰火塞窒经隧,有气血不能引导,血与津液无以荣养筋脉。"中老年人脾肾亏虚,津液不布,聚湿生痰,痰浊流窜,扰动筋脉或痰浊郁久而化热,痰热相兼为患,闭阻气机,生风致颤,筋脉随风而动。亦因久病邪恋,蒸腾失司,运化失常,血瘀痰生,致虚、风、火、痰、瘀互结,盘踞脑络,阻滞经脉,则蕴塞脑窍,筋骨失养,PD 病情日渐加重。总之,此期患者年迈体虚,肝脾肾虚衰,气血衰少,髓海空虚,神机失养,常见头部摇动、肢麻等症。

3. **晚期** 晚期震颤型 PD 以阴阳两虚,毒邪入络为主要病理特点,改良 Hoehn-Yahr 分级常为 3 级以上。《扁鹊心书》曰："手足颤摇不能持物者,乃真元虚损。"PD 晚期,脏腑精气耗伤,肝脾肾亏虚更加明显,阴阳两虚更加突出。同时风火痰瘀毒交结为患,致虚实夹杂,病情迁延反复加重。毒之所生,或因风痰瘀内蕴日久成毒,或因患者长期进行抗帕治疗,服用左旋多巴等西药制剂,使"毒"性累加。毒邪可损伤脑络,化燥伤阴,损伤脾胃,影响脏腑功能,加重病情。总之,PD 晚期,肝脾肾三脏俱损,气血阴阳俱虚,风火痰瘀毒互结,脑失所养,筋脉失濡,虚风内动,筋脉不能任持自主,颤摇不定。

二、僵直少动型

僵直少动型 PD 初期多以脾肾阳虚,瘀血内停为主;中期脾肾肝三脏俱虚,内风暗煽,生痰化瘀,内蕴成毒;晚期患者正气亏耗更盛,阴阳两虚。

1. **早期** 早期僵直少动型 PD 以脾肾阳虚,瘀血内停为主要病理特点,改良 Hoehn-Yahr 分级判定常为 1.5 级以下。帕金森病患者以老人居多,《素问·阴阳应象大论篇》曰："年四十,而阴气自半",年老则脏腑功能减弱,精气亏虚,尤以脾肾阳虚为主。《医门棒喝》曰："脾胃之能生化者,实由肾中元阳之鼓舞。"可知肾与脾,阴阳相济,藏化互用,相辅相成。《素问·生气通天论篇》曰："阳气者,精则养神,柔则养筋。"《医原》曰："肾中真阴之气,即因肾阳蒸运,上通各脏腑之阴。阳助阴升,以养肝木,则木气敷荣。"肾阳为一身阳气之根本,阳虚则各脏腑温煦不足,肾虚水寒则木郁,不能涵养精神,脾寒难以运化精微,不能濡养四肢筋脉,经气受阻,可见肢体拘挛,肌僵直,运动迟缓等症状。

2. **中期** 中期僵直少动型 PD 以脾肾肝三脏亏虚,风痰瘀毒交阻为主要病理特点,改良 Hoehn-Yahr 分级判定常为 2～3 级。病至中期,脾肾肝三脏亏虚,脏腑功能失调,气血津液运行不畅,导致内风暗动,痰瘀由生,毒邪亦从此期渐蕴。《医林改错》云"人行坐转动,全仗元气",肾阳不足,元气亏损,无力推动津液、血液运行,则聚而成痰、瘀等病理产物。《景岳全书·卷三十一》言"痰之化无不在脾,痰之本无不在肾"。脾肾阳虚,则温煦不足,亦可致水运不畅,聚湿成痰。痰瘀互结,久居经脉、脏腑,酝酿成毒,导致病情加重。加之患者长期服用左旋多巴等药物,毒性积累,蕴而成毒。《张聿青医案》曰："邪既入络,易入难出,势不能脱然无累。"故痰瘀胶固,内风暗动,浊毒蕴蓄,使得本病病情缠绵,迁延难愈,毁伤泥丸宫,而致病深难治。

3. **晚期** 晚期僵直少动型 PD 以阴阳两虚为主要病理特点,改良 Hoehn-Yahr 分级常为 3 级以上。随着病情加重,处于疾病的下滑期,证候虚实夹杂,病情由波动转为恶化之象。朱丹溪曰："痰挟瘀血,遂成窠囊",痰饮与瘀血同源同归,归于窠囊,"至于窠囊之痰,如蜂子之穴于房中,如莲子之嵌于蓬内,生长则易,剥落则难"(《寓意草》)。窠囊者,属阴邪、伏邪,以隐匿、渐进、难治为主要特点。《金匮要略心典》云："毒者,邪气蕴蓄不解之谓",难治不解之窠囊加之左旋多巴等药物毒性之累加,此时患者机体虚弱,阴阳两虚,风痰瘀毒蕴结,虚实错杂,互相影响,胶结难解,迁延缠绵,病深难治,预后较差。

（梁建庆）

第三章

帕金森病西医诊断与治疗

帕金森病诊断主要是通过临床表现（包括运动症状：静止性震颤、运动迟缓、肌强直和姿势步态异常，还包括非运动症状：抑郁、焦虑、便秘、睡眠障碍、嗅觉减退等），同时结合病史、体格检查和实验室检查等，可以做出诊断。治疗方式包括药物治疗、经颅磁刺激治疗、肉毒素注射治疗、脑深部电刺激治疗等。

第一节　帕金森病的临床表现

一、临床表现

PD 是中老年人常见的神经退行性疾病，发病年龄平均约 55 岁，多见于 60 岁以后，40 岁以前则少见。男性略多于女性。隐匿起病，缓慢发展。临床表现复杂多样，除了静止性震颤、肌强直、运动迟缓、姿势步态异常等运动症状外，常合并认知功能障碍、自主神经功能障碍、感觉异常、睡眠障碍等多种非运动症状。

（一）运动症状

PD 起病隐匿，震颤常是患者的首发症状，而行动迟缓、拖步、肩部痛性强直亦可为首发症状。在疾病早期，症状常仅限于身体的一侧，通常从某一侧上肢远端起病，然后逐渐扩展到同侧下肢和对侧肢体，呈 "N" 型发展，通常上肢震颤重于下肢。

1. **静止性震颤**　PD 以静止性震颤为典型表现，多始于一侧上肢远端，静止位时出现或明显，随意运动时减轻或停止，震颤在患者情绪激动或精神紧张时加剧，睡眠中可完全消失。经典的静止性震颤表现为手指"搓丸样"动作和手的"伸 - 屈""旋前 - 旋后"样震颤，频率为 4～6Hz。少数患者可不出现震颤，部分患者可合并轻度姿势性震颤和 / 或手部的动作性震颤。有些患者姿势改变后，如双上肢平举时静止性震颤消失，经过短暂潜伏期后震颤再次出现，称为震颤再现，其本质是静止性震颤的延续。PD 患者晚期震颤可波及下颌、唇、舌和头部。

2. **运动迟缓**　包括自主活动的减少、随意运动的幅度减低、启动动作缓慢。早期以手指精细动作，如解或扣纽扣、系鞋带等动作缓慢，逐渐发展成全面性随意运动减少、笨拙,如行走时呈缓慢、小碎步的拖步步态,晚期因肌强直致起床、翻身均有困难。体检见面容呆板,双眼凝视,瞬目减少,酷似"面具脸";说话语速变慢,语音低调;书写缓慢,幅度减小,字体越写越小,呈现"小字征";做快速重复性动作,如手指或足重复叩击运动时,运动速度缓慢和幅度减小。

3. 肌强直 表现为当肢体在活动范围内被动运动时肌张力增高,屈肌和伸肌张力呈一致性升高,类似弯曲软铅管的感觉,故称"铅管样强直"。若患者伴有静止性震颤,在检查肌张力时可感到在均匀的阻力中出现断续停顿,如同转动齿轮,称为"齿轮样强直"。四肢、躯干、颈部肌强直可使患者出现特殊的屈曲体姿,表现为头部前倾,躯干俯屈,肘关节屈曲,腕关节伸直,前臂内收,髋及膝关节略为弯曲。当我们将手肘放在桌面上,前臂与桌面垂直,前臂及腕的肌肉尽量放松时,正常人的腕关节与前臂大约有 90° 的屈曲,而 PD 患者却因为肌张力升高,手臂依旧保持伸直姿势,俨如路边竖立的路标,称为"路标手"。

4. 步态障碍 在疾病早期,表现为走路时患侧上肢摆臂幅度减小或消失,下肢拖曳。随病情进展,步伐逐渐变小变慢,启动、转弯时步态障碍尤为明显,自坐位、卧位起立时困难。有时迈步后,以极小的步伐越走越快,不能及时止步,称为前冲步态或慌张步态,有时行走中全身僵住,不能动弹,称为"冻结"现象。冻结是 PD 最严重的运动障碍之一,也称为运动阻滞,指机体在活动过程中突然出现短暂的不能运动。最常见的形式是冻结步态,常见的表现形式有:在启动步行时足部需先经历短暂、黏滞而缓慢的拖动,或者在行走转弯时出现犹豫,随着病情进展,可能出现在通过狭窄空间、快接近目标时或者双重任务时,产生"双脚黏在地上"的现象。冻结也有可能会影响上肢、眼睑或语言。语言冻结通常指患者讲话总要重复每个单词的第一个音节。睁眼困难也是冻结的一种形式。

5. 平衡障碍 PD 患者后期会出现姿势反射的消失,在身体失去平衡时难以矫正,自行恢复平衡困难。姿势反射严重受损的患者在肩部受到轻拉的时候也难以保持平衡,甚至不能独立站稳。姿势反射消失的患者如果伴有躯干前屈,可以导致慌张步态,患者为了赶上自身的重心不致跌倒会越走越快。

(二)非运动症状

1. 感觉障碍 除了运动症状外,PD 患者常有各种感觉障碍。嗅觉功能损害发生在 90% 的 PD 患者中,研究证明嗅觉减退甚至可能发生于 PD 的超早期阶段,而且比其他的临床症状出现更早。2015 年国际运动障碍学会将嗅觉减退纳入 PD 支持诊断标准,突出嗅觉减退对 PD 诊断的重要性。此外,PD 患者还可有其他的感觉异常,包括一些感觉主诉,如身体不同部位、不同形式的疼痛,目前 Ford's 分类将其分为肌肉骨骼痛、神经根 / 神经性疼痛、肌张力障碍相关疼痛、静坐不能 / 疼痛和帕金森中枢痛。

2. 睡眠障碍　睡眠障碍是 PD 的公认特征,包括失眠、异态睡眠(快速眼动睡眠行为障碍、睡行症、睡惊症等)、觉醒障碍(包括日间过度嗜睡和睡眠发作)、睡眠相关运动障碍(不宁腿综合征、周期性肢体运动障碍等)。虽然大多数研究将日间过度嗜睡和睡眠发作归因于抗 PD 药物的使用,但也有一些研究认为,这些睡眠障碍是 PD 的一部分,并且与年龄相关。

3. 认知及精神障碍

(1)认知功能障碍:PD 认知功能障碍主要包括注意力、工作记忆力、执行力、记忆力、语言流畅性、视觉空间能力等方面的改变。根据严重程度分为轻度认知功能损害(PD with mild cognitive impairment,PD-MCI)和痴呆(PD with dementia,PDD)。认知功能障碍常被认为是晚期 PD 的特征,但是注意力、执行功能、情景记忆、视觉空间能力等受损可以在疾病早期出现。据统计,PD 患者中 PDD 的发生率约为 24%~31%,PD 患者以每年约 10% 的速度进展为 PDD,患病 10 年以上 PD 患者的 PDD 累积患病率为 75%,患病 20 年以上 PD 患者的 PDD 累积患病率为 83%。PD 患者发展为痴呆的危险因素包括:年龄在 75 岁以上、受教育程度低、病程超过 10 年、强直 - 少动型帕金森病、姿势不稳、轻度认知功能损害中语言流畅性受损和视觉空间能力受损、快速眼动睡眠行为障碍、视幻觉以及基因相关的危险因素,如 α- 突触核蛋白基因突变或三倍体、微管相关 tau 蛋白(microtubule-associated protein tau)H1/H1 基因型、葡萄糖脑苷脂酶基因突变、载脂蛋白 E 等位基因 ε4 等。若患者存在 1 个或以上发展为痴呆的危险因素,则应定期评估其认知功能。重视危险因素的筛查有助于早期发现 PDD。

(2)抑郁:临床发现近半数的 PD 患者伴有抑郁,其表现形式多种多样,可以出现在 PD 病程各期,甚至在运动症状出现前就已经出现。PD 抑郁程度不一,多数为轻中度抑郁、心境恶劣等。表现为持久的情绪低落、注意力集中困难、工作和生活兴趣丧失、睡眠障碍、冷漠、悲观、缺乏幽默感、自杀念头、焦虑、敏感。相比于单纯的抑郁症患者,PD 抑郁中的自责、自罪和自杀行为相对少见。抑郁可以表现为"关"期抑郁,也可与运动症状无明确相关性。抑郁与病程、H-Y 分级、睡眠、生活质量呈正相关;与性别、文化程度无明显相关性,与起病年龄及认知程度呈负相关。

(3)焦虑:PD 患者的焦虑常伴随抑郁出现,发生率为 3.6%~40%。主要表现为广泛性焦虑、惊恐障碍和社交恐惧,其中广泛性焦虑、惊恐障碍较为常见。广泛性焦虑主要表现为过度担心,恐惧死亡或成为别人的负担,在公共场合感觉尴尬；惊恐障碍主要表现为惊恐发作、心前区不适、呼吸困难、濒死感、过度换气、手足抽搐。其焦虑症状与姿势平衡障碍相关，早发型 PD、出现异动症或"开 - 关"现象者更容易出现焦虑。

（4）淡漠：PD 相关的淡漠似乎与疾病进程相关，而不仅是抑郁的心理反应，并且与认知损害密切相关。多个研究报道，32%～54% 的 PD 患者有淡漠症状，虽然抑郁和痴呆是淡漠最常见的并发症，但 13% 的 PD 患者只有淡漠症状。PD 患者思维迟钝的症状，如意志力丧失（严重的冷漠和缺乏动力），甚至有无动性缄默症和违拗症、蜡样屈曲和刻板症等表现。

（5）精神症状：PD 患者尤其是晚期 PD 患者，还可表现出多种精神行为症状，包括幻觉、错觉、妄想、冲动控制障碍等，其中以视幻觉和错觉更为常见。PD 患者的精神症状一方面与老龄、病情进展、认知障碍相关，另一方面可能与应用胆碱能抑制剂、金刚烷胺、单胺氧化酶 B 抑制剂、多巴胺受体激动剂等抗 PD 药物有关。

4. 自主神经系统功能障碍　自主神经系统功能障碍在 PD 患者中发病率也非常普遍，主要包括便秘、皮肤病变、吞咽活动减少导致的流涎、排尿困难等。

（1）便秘：约有一半的 PD 患者有便秘的主诉，表现为排便次数减少、排便间隔时间超过 2 天、排便时间>30 分钟，还包括排便困难、每周至少 1 次的排便不尽感或梗阻感，以及慢性泻剂依赖和腹痛。

（2）尿路障碍：PD 患者中尿路障碍的发生率在 27%～63.9%，包括尿路刺激症状和尿路梗阻症状，前者主要包括夜尿增多、尿频、尿急、急迫性尿失禁等，后者包括尿流慢、尿流细、尿等待、尿不尽等。PD 患者的下尿路功能障碍机制复杂，目前研究认为可能是由于 PD 患者基底神经节病变，干扰脑桥排尿中心的功能所致。

（3）流涎：几乎 90% 的晚期 PD 患者都存在明显的唾液分泌过多，而超过 70% 的患者该现象存在于 PD 全程。PD 的流涎症状包括多涎和垂涎。多涎指因为唾液分泌过多或唾液清除功能障碍导致口腔中唾液积聚过多，多涎严重时会进展至垂涎。PD 流涎的发生可能与以下三点有关：唾液分泌量（唾液流速增加）、维持唾液于口中的能力障碍（面部表情缺失、异常的屈曲姿势）以及唾液清除能力下降（舌肌运动迟缓、口咽部吞咽困难以及食管上段运动障碍）。流涎可能会给 PD 患者带来相当多的生活和社会活动的不便，导致患者孤立，加重抑郁症状。口腔中残留的唾液也会成为吸入物，引起呛咳及吸入性肺炎。

（4）皮肤病变：PD 相关脂溢性皮炎主要特点是皮肤油亮，伴有痤疮，在头皮、眉弓、面部、耳后及胸骨部位常伴有皮屑，在腋窝、腹股沟和乳房下等皱褶部位可伴有红斑样改变。其发病机制可能是因为皮脂分泌受多种激素的影响,主要包括雄激素、雌激素、催乳素以及促黑素等,PD 患者中脑多巴胺水平降低可导致促黑素抑制因子(melanogenic inhibitory factor, MIF)释放减少,从而导致促黑素分泌增加,进而引起脂溢现象。

（5）神经源性直立性低血压:PD 可合并多种心血管功能异常。神经源性直立性低血压是最常见的一种,但卧位高血压、非杓型血压及餐后低血压也可见到。尽管直立性低血压更容易发生在多系统萎缩的患者中,但有大约 30% 的 PD 患者也可能受累,直立性低血压最常见的症状为站立时头晕,症状可以短暂或轻微,亦可导致晕厥。除此之外,患者还可能出现视物模糊、思维障碍、头颈肩部疼痛、胸闷气短、无精打采等表现。合并直立性低血压的 PD 患者存在跌倒危险。反复跌倒,伴或不伴意识丧失的头晕也可能为其表现之一。此外,直立性低血压还可能增加 PD 患者认知功能障碍的风险。

二、并发症和合并症

PD 患者常见的并发症包括关节挛缩、压疮、跌倒、骨折、感染等,多由疾病造成的功能障碍及废用、误用、卧床时间长、训练和护理不当等引起。

（一）感染

包括呼吸道感染、泌尿系统感染等。PD 患者随着病情加重,会出现吞咽困难、行走困难、翻身困难,坐轮椅或卧床,晚期甚至完全丧失生活自理能力,在营养不良、机体功能衰弱的基础上,容易出现肺部感染等并发症。卧床患者皮肤受压,常致褥疮发生。

（二）跌倒损伤及骨折

PD 作为一种慢性进展性运动障碍疾病,随着病情的进展,很多患者出现走路不稳、平衡障碍、慌张步态、冻结步态等异常的行走模式导致患者容易跌倒,造成肢体损伤,甚至发生骨折等。

（谭玉燕）

第二节　帕金森病的诊断及鉴别诊断

一、帕金森病的诊断

PD 的诊断主要依据临床症状、病史以及体征。常规结构影像多无特异性改变,但有助于与其他帕金森综合征的鉴别诊断。通过 PET/SPECT 显像技术来评估多巴胺功能的分子影像技术,是目前最为敏感的诊断技术,以 [18]F-

多巴作示踪剂行多巴摄取 PET 显像,可显示多巴胺递质合成减少;用 ^{125}I-β-CIT、^{99}mTc-TRODAT-1 作示踪剂行多巴胺转运体(dopaminergic transporter, DAT)功能显像可显示显著降低,在疾病早期甚至亚临床期即能显示降低;以 ^{123}I-IBZM 作示踪剂行 D2 多巴胺受体功能显像,其活性在早期呈失神经超敏,后期低敏。其他检测技术包括嗅觉测试,可发现早期患者的嗅觉减退;心脏间碘苯甲胍(metaiodobenzylguanidine, MIBG)闪烁照相术可用于显示心脏交感神经元的功能,有研究提示:早期 PD 患者总 MIBG 摄取量减少;经颅多普勒超声(transcranial doppler ultrasound, TCD)可通过耳前的颞骨窗探测黑质回声,有观察发现 PD 患者的黑质回声增强。为了更好地规范我国临床医师对 PD 的诊断和鉴别诊断,中华医学会神经病学分会帕金森病及运动障碍学组,中国医师协会神经内科医师分会帕金森病及运动障碍学组在英国 UK 脑库帕金森病临床诊断标准的基础上,参考了国际帕金森病与运动障碍学会(MDS)2015 年推出的 PD 临床诊断新标准,结合我国的实际,对中国 2006 年版的 PD 诊断标准进行了更新,制定了中国 PD 的诊断标准(2016 版)。

诊断 PD 首先要保证帕金森综合征诊断的确立。在排除其他干扰因素后,患者临床表现为运动迟缓,且至少存在静止性震颤或肌强直 2 项症状的 1 项,即可诊断帕金森综合征。上述运动症状的检查必须按照统一 PD 综合评分量表(United Parkinson's Disease Rate Scale, UPDRS)中所描述的方法进行。

1. 帕金森综合征的核心运动症状

(1)运动迟缓:四肢的运动迟缓是确立帕金森综合征诊断所必需的。即运动缓慢和在持续运动中运动幅度或速度的下降(或者逐渐出现迟疑、犹豫或暂停)。可通过 MDS-UPDRS 中手指敲击(3.4)、手部运动(3.5)、旋前 - 旋后运动(3.6)、脚趾敲击(3.7)和足部拍打(3.8)来评定。

(2)肌强直:即当患者处于放松体位时,四肢及颈部主要关节的被动运动缓慢。强直特指"铅管样"抵抗,仅单独出现"齿轮样"僵直不包括在内。

(3)静止性震颤:即肢体处于完全静止状态时出现 4~6Hz 震颤(运动起始后被抑制,运动停止后可重现)。可以 MDS-UPDRS 中 3.17 和 3.18 进行问诊和体检。帕金森综合征的诊断标准不包括单独存在的运动性和姿势性震颤(MDS-UPDRS 中 3.15 和 3.16)。

2. 帕金森病的诊断　在帕金森综合征诊断成立的基础上,可按照以下标准进行 PD 的临床诊断:

(1)临床确诊的 PD:①不存在绝对排除标准;②至少存在 2 条支持标准;③没有警示征象。

(2)临床很可能的 PD:①不符合绝对排除标准;②如果出现警示征象则

需要通过支持标准来抵消：如果出现 1 条警示征象，需要至少 1 条支持标准抵消；如果出现 2 条警示征象，需要至少 2 条支持标准抵消；如果出现 2 条以上警示征象，则诊断不成立。PD 诊断流程图见图 3-1。

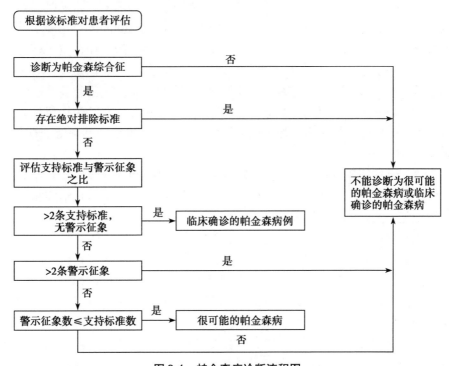

图 3-1　帕金森病诊断流程图

支持标准、绝对排除标准和警示征象如下：

（1）支持标准：①使用多巴胺能药物疗效明确且显著。初始治疗的显著应答可定义为以下两种情况：药物加量时症状显著改善，减量时症状显著加重。可通过客观评分（治疗后 UPDRS-Ⅲ评分改善超过 30%）或主观描述（由患者或看护者提供的可靠而显著的病情改变）来确定；存在明确且显著的开 / 关期症状波动，可包括可预测的剂末现象；②出现左旋多巴诱导的异动症；③既往或本次检查示单个肢体静止性震颤；④存在以下三项中至少一项：存在嗅觉减退或丧失，或头颅超声示黑质异常高回声（面积>20mm²），或心脏间碘苄甲胍闪烁显像法显示心脏去交感神经支配。

（2）绝对排除标准：出现下列任何一项即可排除 PD 的诊断（但不包括已明确其他原因引起的症状，如外伤等）：①存在明确的小脑性共济失调，或者小脑性眼动异常（持续的凝视诱发的眼震、巨大方波跳动、超节律扫视）；②出现向下的垂直性核上性凝视麻痹，或者向下的垂直性扫视选择性减慢；

③在发病后 5 年内,高度怀疑为:行为变异型额颞叶痴呆或原发性进行性失语;④发病 3 年后仍局限于下肢的帕金森病样症状;⑤多巴胺受体阻滞剂或多巴胺耗竭剂治疗诱导的帕金森综合征,其剂量和时程与药源性帕金森综合征相一致;⑥尽管病情为中等严重程度(即根据 MDS-UPDRS,评定肌强直或运动迟缓的计分大于 2 分),但患者对高剂量(不少于 600mg/d)左旋多巴治疗缺乏显著的治疗应答;⑦存在明确的皮质复合感觉丧失(如在主要感觉器官完整的情况下出现皮肤书写觉和实体辨别觉损害),以及存在明确的肢体观念运动性失用或进行性失语;⑧分子神经影像学检查突触前多巴胺能系统功能正常;⑨存在明确可导致帕金森综合征或疑似与患者症状相关的其他疾病,或者基于全面诊断评估,由专业医师判断其可能为其他综合征,而非 PD。

（3）警示征象:①发病后 5 年内出现快速进展的步态障碍,以致需要经常使用轮椅;②运动症状或体征在发病后完全不进展,但不包括治疗相关的病情稳定;③发病后 5 年内出现球麻痹症状,表现为严重的发音困难、构音障碍或吞咽困难(需进食较软的食物,或通过鼻胃管、胃造瘘进食);④发病后 5 年内出现吸气性呼吸功能障碍,即在白天或夜间出现吸气性喘鸣或者频繁的吸气性叹息;⑤发病后 5 年内出现严重的自主神经功能障碍,包括:体位性低血压(在站起后 3min 内,收缩压下降至少 30mmHg 或舒张压下降至少 20mmHg,并排除脱水、药物或其他可能解释自主神经功能障碍的疾病);严重的尿潴留或尿失禁(不包括女性长期存在的低容量压力性尿失禁,及因诸如不能及时如厕所致的简单的功能性尿失禁)。男性患者其尿潴留需伴发勃起障碍,且需要排除前列腺疾病所致;⑥发病后 3 年内由于平衡障碍而反复(＞1 次 / 年)跌倒;⑦发病后 10 年内出现不成比例的颈部前倾或手足挛缩;⑧发病后 5 年内不出现任何一种常见的非运动症状,包括嗅觉减退、睡眠障碍(睡眠维持性失眠、日间过度嗜睡、快动眼期睡眠行为障碍)、自主神经功能障碍(便秘、日间尿急、症状性体位性低血压)、精神障碍(抑郁、焦虑、幻觉);⑨出现其他原因不能解释的锥体束征;⑩起病或病程中表现为双侧对称性的帕金森综合征症状,没有任何侧别优势,且客观体检未观察到明显的侧别性。

PD 为一种慢性神经系统退行性变性疾病,目前尚不可治愈。其治疗最终目标为提高患者的生活质量和延长生存期,这就需要早发现、早诊断、早干预,因此对 PD 规范的诊断和鉴别是至关重要的。

二、帕金森病的鉴别诊断

PD 主要应与帕金森叠加综合征、继发性帕金森综合征、遗传性帕金森综合征以及特发性震颤鉴别。

（一）帕金森叠加综合征

在疾病早期即出现突出的语言和步态障碍、姿势不稳、中轴肌张力明显高于四肢，突出的自主神经功能障碍，对左旋多巴无反应或疗效不持续均提示帕金森叠加综合征的可能。

1. **多系统萎缩（multiple system atrophy，MSA）**　MSA 可累及多个系统，包括自主神经系统、黑质纹状体系统、橄榄脑桥小脑系统，表现为自主神经功能障碍（尿潴留、尿失禁、直立性低血压等）、帕金森样症状、小脑症状（共济失调、小脑性构音障碍）和锥体束损害。起病临床表现及顺序不尽相同，但疾病晚期均会出现三个系统的临床表现。Gilman 等于 1998 年提出 MSA 诊断专家共识将 MSA 分为两类：帕金森型（MSA-parkinsonian，MSA-P）、小脑型（MSA-cereballar，MSA-C）。MRI 发现壳核、脑桥、小脑中脚和小脑等有明显萎缩，高场强（1.5T 以上）MRI T2 相可见壳核背外侧缘条带状弧形高信号、脑桥基底部"十字征"和小脑中脚高信号。大部分 MSA 患者对左旋多巴治疗反应不敏感，少部分反应灵敏。

2. **进行性核上性麻痹（progressive supranuclear palsy，PSP）**　PSP 多在 40 岁以后发病，进行性加重，表现为垂直性向上或向下，尤其是向下的核上性凝视麻痹，或者向下的垂直性扫视选择性减慢，姿势步态不稳伴反复跌倒，颈部后仰、帕金森综合征、假性球麻痹、认知功能障碍等。2016 年中华医学会神经病学分会帕金森病及运动障碍学组制定了 PSP 的中国诊断标准，将 PSP 分为以下几种类型：PSP 理查森型（PSP-Richardson's syndrome，PSP-RS），PSP 帕金森综合征型（PSP-Parkinsonism，PSP-P），PSP 纯少动伴冻结步态型（PSP-pure akinesia with gait freezing，PSP-PAGF），PSP 皮质基底节综合征型（PSP-corticobasal syndrome，PSP-CBS），PSP 非流利性变异型原发性进行性失语（PSP-non-fluent variant primary progrssive aphasia，PSP-nfv PPA），PSP 小脑共济失调型（PSP-cerebellar ataxia，PSP-C），PSP 行为变异型额颞叶痴呆（PSP-behavioral variant frontotemporal dementia，PSP-bvFTD）。不同的临床亚型有不同的临床表现，如 PSP-RS 主要表现为垂直核上性凝视麻痹、肌张力增高、严重的姿势不稳伴早期跌倒和轻度痴呆，对左旋多巴治疗无反应；PSP-P 临床表现为明显的动作迟缓和肌强直，对左旋多巴治疗反应一般或不敏感，进展速度慢于 PSP-RS。头颅 MRI T1 相正中矢状位上可见"蜂鸟征"及轴位见"鼠耳征"。对左旋多巴反应欠佳或无反应。

3. **路易体痴呆（dementia with Lewy body，DLB）**　DLB 占老年期痴呆的第二位，临床表现为波动性认知功能障碍，形象生动的反复发作的视幻觉，自发性 PD 运动特征等。认知功能障碍常发生在运动障碍之前，确诊依赖病理发现 Lewy 包涵体。DLB 在临床上主要与 PDD、AD 鉴别。PDD 与 DLB 依然以"一年原则"作为时间分界点，即如果痴呆先于锥体外系症状出现，或者痴呆在锥体外系症状出现后 1 年以内即发生，则倾向于 DLB。如果痴呆在锥体外系症状出现后 1 年以上才发生，则倾向于 PDD。但在一些临床病理学的研究中，通常会将两者统称为路易体病或 α- 突触核蛋白病。DLB 与 AD 在认知领域方面的不同之处在于 DLB 患者注意力、执行功能、视觉空间受损严重。DLB 对抗帕金森药物效果较差。

4. 皮质基底节变性（corticobasal degeneration，CBD） CBD 的核心表现为进行性、非对称性起病的左旋多巴抵抗为特点的帕金森综合征、肌张力障碍和肌阵挛以及包括失用、异己肢现象、皮质复合感觉缺失、认知障碍、行为障碍和失语等的高级皮层症状。CBD 通常可分 4 种表型，皮质基底节综合征（corticobasal syndrome，CBS）、额叶行为空间综合征（frontal behavioral-spatial syndrome，FBS）、非流利型或语法缺失型原发性进行性失语（non-fluent/agrammatic variant of primary progressive aphasia，naPPA）、进行性核上性麻痹综合征（progressive supranuclear palsy syndrome，PSPS）。其中 CBS 是最常见的表型，CBD 患者也可以表现为多种表型的混合，约 5% 为以上表型的混合表现。头颅 MRI 表现为非对称性皮层萎缩。左旋多巴多数治疗无效。

（二）继发性帕金森综合征

此综合征是由药物、感染、中毒、脑卒中、外伤等明确的病因所致。通过仔细地询问病史及相应的实验室检查，此类疾病一般较易与原发性 PD 鉴别。药物是最常见的导致继发性帕金森综合征的原因，一般是可逆的。用于治疗精神疾病的神经安定剂（吩噻嗪类和丁酰苯类）是最常见的致病药物。其他可引起或加重帕金森病样症状的药物包括利血平、氟桂利嗪、甲氧氯普胺、曲美他嗪、锂等。继发于甲型脑炎（即嗜睡性脑炎）后的帕金森综合征目前已罕见。可引起继发性帕金森综合征的毒物有 MPTP 及其结构类似的杀虫剂、除草剂、一氧化碳、锰、汞、二硫化碳、甲醇、乙醇等。老年人基底节区多发腔隙性脑梗死可引起血管性帕金森综合征，患者有高血压、动脉硬化及卒中史，其显著的临床特征为下肢型帕金森综合征，表现为双侧对称性的步态障碍，震颤少见，常伴假性球麻痹、锥体束征等。拳击手中偶见头部外伤引起的帕金森综合征。其他如甲状旁腺功能异常、甲状腺功能减退、肝性脑病、脑瘤、正常压力脑积水等也可导致继发性帕金森综合征。

（三）遗传性帕金森综合征

如常染色体显性遗传路易体病、Huntington 病、Wilson 病、苍白球黑质红核色素变性、脊髓小脑变性、家族性基底节钙化、家族性帕金森综合征伴周围神经病、神经棘细胞增多症等。遗传性帕金森综合征除了程度不一的 PD 症表现外,还有其他征象,如 Huntington 病大多有阳性家族史,表现为舞蹈样动作为主的运动障碍、精神异常、认知障碍等典型的临床表现。常染色体显性遗传家族史及 IT15 基因分析可确诊。Wilson 病患者可有舞蹈样动作、精神症状、肌张力升高、震颤等,实验室检查示铜蓝蛋白明显降低、尿铜增高、肝功能异常,角膜 K-F 环阳性,头颅 MRI 可见基底节区、脑干等处 T1 低信号、T2 高信号影。特发性基底节钙化(Fahr 病)病理特征为豆状核和齿状核的血管壁内有大量钙质沉积,主要临床表现是进行性痴呆,锥体外系症状和癫痫发作。多数为常染色体显性遗传,少数为常染色体隐性遗传,相关致病基因有 IBGC1、IBGC2、IBGC3、PDGFRB 等基因,中国学者首次报道了致病基因SLC20A2。

(四)特发性震颤

隐匿起病,进展很慢,约 1/3 患者有家族史。震颤是唯一的临床症状,主要表现为姿势性和动作性震颤,频率为 6～12Hz,常累及双侧肢体,情绪激动或紧张时可加重,静止、饮酒或用普萘洛尔后减轻或消失。不伴有运动迟缓,无静止性震颤,患者生活质量可不受影响。

(五)其他

抑郁症患者可出现表情缺乏、思维迟滞、运动减少,易误诊为 PD,但抑郁症的震颤和肌强直,对称起病,有明显的情绪低落和快感缺乏,抗抑郁治疗有效。

（谭玉燕）

第三节　帕金森病的药物治疗

PD 患者可以先后或同时表现出运动症状和非运动症状,对 PD 的运动症状和非运动症状应采取全面综合治疗。治疗方法包括药物治疗、手术治疗、肉毒毒素治疗、运动疗法、心理干预、照料护理等。目前的治疗只能改善症状,不能阻止疾病发展,需要对疾病进行长期全程管理。多学科(神经内科、功能神经外科、神经心理、康复)团队医生共同参与,可以更有效地治疗和管理 PD 患者,为患者的症状改善和生活质量提高带来更大的益处。

世界不同国家已有多个帕金森病治疗指南,在参照国外治疗指南的基础上,结合我国的临床研究和经验以及国情,2020 年我国帕金森病及运动障碍学组专家制订的《中国帕金森病治疗指南》(第四版),为我国从事 PD 治疗的专科医生提供指导。

（一）用药原则

以达到有效改善症状、避免或降低不良反应、提高工作能力和生活质量为目标。提倡早期诊断、早期治疗，不仅可以更好地改善症状，而且可能达到延缓疾病的进展。应坚持"剂量滴定"以避免产生药物急性副作用，力求实现"尽可能以小剂量达到满意临床效果"的用药原则。治疗应遵循循证医学证据，也应强调个体化特点，不同患者的用药选择需要综合考虑患者的运动症状的特征和疾病严重程度、发病年龄、就业状况、有无认知障碍、有无共病、患者的意愿、经济承受能力等因素。尽可能避免、推迟或减少药物的副作用和运动并发症。

（二）早期 PD 治疗

1. 疾病一旦发生将随时间推移而渐进性加重。目前主张是早期诊断、早期治疗。早期治疗可以采用非药物治疗（运动疗法等）和药物治疗。一般开始多以单药治疗，但也可小剂量两药（体现多靶点）联用，力求疗效最佳，维持时间更长，而运动并发症发生率更低。

2. **首选药物原则**

（1）早发型不伴认知功能减退患者，根据不同患者的具体情况选择不同方案。可首选非麦角类多巴胺受体（dopamine receptor，DR）激动剂，或单胺氧化酶 B（MAO-B）抑制剂，或复方左旋多巴，或复方左旋多巴 + 儿茶酚 -O-甲基转移酶（catechol-o-methyl transferase，COMT）抑制剂（恩他卡朋双多巴）；若因经济原因使用低价药物，则可首选金刚烷胺；若伴认知功能减退，或需显著改善运动症状，则可首选复方左旋多巴或恩他卡朋双多巴；也可小剂量复方左旋多巴合用非左旋多巴方案。对于震颤明显而其他抗 PD 药物疗效欠佳时可选用抗胆碱能药，如苯海索。

（2）晚发型患者，一般首选复方左旋多巴治疗。随症状加重、疗效减退时可添加 DR 激动剂、MAO-B 抑制剂或 COMT 抑制剂治疗。抗胆碱能药尽可能不用，尤其老年男性患者，因有较多副作用。

（3）治疗药物

1）复方左旋多巴（多巴丝肼、卡比双多巴）：是治疗本病最基本、最有效的药物，对强直、少动、震颤等均有良好疗效。初始用量 50～100mg（左旋多巴），2～3 次 / 日，根据病情而渐增剂量至疗效满意和不出现不良反应为止，餐前 1 小时或餐后 2 小时服药。副作用有周围性和中枢性两类，前者为恶心、呕吐、低血压、心律失常（偶见）；后者有症状波动、异动症和精神症状等。现有证据提示早期应用小剂量左旋多巴（400mg/ 日以内）并不增加异动症的产生。活动性消化道溃疡者慎用，闭角型青光眼、精神病患者禁用。

2）DR 激动剂：DR 激动剂包括麦角类和非麦角类。麦角类 DR 激动剂可能会导致心脏瓣膜病变和肺胸膜纤维化，现已不主张使用。目前国内上市的非麦角类 DR 激动剂有：①吡贝地尔缓释片（piribedil）：初始剂量 25mg，每日 2 次，第二周增至 50mg，每日 2 次，有效剂量 150mg/ 日，分 3 次口服，最大不超过 250mg/ 日；②普拉克索（pramipexole）：有常释剂和缓释剂。常释剂的用法：初始剂量 0.125mg，每日 3 次，每周增加 0.125mg，每日 3 次，一般有效剂量 0.5～0.75mg，每日 3 次，最大不超过 4.5mg/ 日；缓释剂的用法：每日的剂量与常释剂相同，只需每日 1 次服用；③罗匹尼罗（ropinirole）：有常释剂和缓释剂，起始剂量 2mg，每次增加日剂量 2mg，增量间隔一周或更长。一般有效剂量 4～8mg/ 日，最大日剂量 24mg；④罗替高汀（rotigotine）：为透皮贴剂，起始剂量 2mg，每次增加日剂量 2mg，增量间隔一周或更长。一般有效剂量 4～8mg/ 日。

3）MAO-B 抑制剂：目前国内有司来吉兰（selegiline）和雷沙吉兰（rasagiline）。司来吉兰的用法为 2.5～5mg，每日 2 次，应早、中午服用，勿在傍晚或晚上应用，以免引起失眠；雷沙吉兰的用法为 1.0mg，每日 1 次。胃溃疡患者慎用，原则上禁与 5- 羟色胺选择性重摄取抑制剂（Selective Serotonin Reuptake Inhibitors，SSRI）合用。另有双通道阻滞剂沙芬酰胺和唑尼沙胺，其中沙芬酰胺不久将在国内使用。

4）COMT 抑制剂：主要有恩他卡朋（entacapone）和奥匹卡朋（opicapone），以及与复方左旋多巴组合的恩他卡朋双多巴。恩他卡朋须与复方左旋多巴合用，可增强后者的疗效，改善症状波动。恩他卡朋双多巴应用更便利。

5）金刚烷胺（amantadine）：用法 50～100mg，2～3 次 / 日，末次应在下午 4 时前服用。对少动、强直、震颤均有改善作用，对改善异动症有帮助。副作用有下肢网状青斑、踝部水肿、不宁腿综合征、意识模糊等，均较少见。肾功能不全、癫痫、严重胃溃疡、肝病患者慎用，哺乳期妇女禁用。

6）抗胆碱能药：主要有苯海索（benzhexol），用法 1～2mg，3 次 / 日。主要适用于震颤明显且年轻患者，老年患者慎用，闭角型青光眼及前列腺肥大患者禁用。主要副作用有口干、视物模糊、便秘、排尿困难，影响认知，严重者有幻觉、妄想。

（三）中晚期 PD 治疗

中晚期 PD，尤其是晚期 PD 的临床表现极其复杂，其中有疾病本身的进展，也有药物副作用或运动并发症的因素参与。对中晚期 PD 患者的治疗，一方面继续力求改善运动症状，另一方面需要妥善处理一些运动并发症和非运动症状。

1. 运动并发症的治疗　运动并发症（症状波动和异动症）是中晚期患者常见的症状，也是最棘手的治疗难题。

（1）症状波动：症状波动（motor fluctuation）主要有两种形式：①疗效减退（wearing-off）或剂末现象（end of dose deterioration）：指每次用药的有效作用时间缩短，症状随血药浓度波动而发生波动；②"开—关"现象（on-off phenomenon）：指症状在突然缓解（"开期"）与加重（"关期"）之间波动，"开期"常伴异动症。通过提供持续性多巴胺能刺激（continuous dopaminergic stimulation，CDS）的药物或手段可以对运动并发症起到延缓和治疗的作用，调整服药次数、剂量、或添加药物可能改善症状。对于疗效减退，可尝试：①不增加服用复方左旋多巴的每日总剂量，而适当增加每日服药次数，减少每次服药剂量（以仍能有效改善运动症状为前提）；②复方左旋多巴由常释剂换用缓释片以延长作用时间，更适宜在早期出现的剂末恶化，尤其发生在夜间时为较佳选择；③加用对纹状体产生 CDS 的长半衰期 DR 激动剂，如普拉克索和罗匹尼罗的常释片及缓释片、罗替高汀贴片；④加用对纹状体产生 CDS 的 COMT 抑制剂或 MAO-B 抑制剂以及手术治疗，如脑深部电刺激术（deep brain stimulation，DBS）亦有效。对于"开—关"现象，可尝试：①选用长半衰期的非麦角类 DR 激动剂，其中普拉克索、罗匹尼罗、罗替高汀证据较为充分；②采用持续皮下注射阿扑吗啡（continuous subcutaneous apomorphine infusion，CSAI）或左旋多巴肠凝胶灌注（levodopa-carbidopa intestinal gel，LCIG）以及手术治疗如 DBS。

（2）异动症：异动症（abnormal involuntary movements，AIMs）又称为运动障碍（dyskinesia），常表现为不自主的舞蹈样、肌张力障碍样动作，可累及头面部、四肢、躯干。主要有三种形式：①剂峰异动症（peak-dose dyskinesia）：常出现在血药浓度高峰期（用药 1～2 小时），与用药过量或多巴胺受体超敏有关；②双相异动症（biphasic dyskinesia）：发生于剂初和剂末；③肌张力障碍（dystonia）：表现为足或小腿痛性肌痉挛，多发生于清晨服药之前，也有发生在"关"期或"开"期的肌张力障碍。对剂峰异动症的处理方法为：①减少每次复方左旋多巴的剂量，若伴有剂末现象可增加每日次数；②若患者是单用复方左旋多巴，可适当减少剂量，同时加用 DR 激动剂，或加用 COMT 抑制剂；③加用金刚烷胺或金刚烷胺缓释片，后一剂型是目前唯一获批用于治疗左旋多巴相关的异动症口服药物；④加用非经典型抗精神病药如氯氮平；⑤若正在使用复方左旋多巴缓释片，则应换用常释片，避免缓释片的累积效应。对双相异动症（包括剂初异动症和剂末异动症）的处理方法为：①若在使用复方左旋多巴缓释片应换用常释剂，最好换用水溶剂，可以有效缓解剂初异动症；

②加用长半衰期的 DR 激动剂或加用延长左旋多巴血浆清除半衰期的 COMT 抑制剂,可以缓解剂末异动症,也可能有助于改善剂初异动症。对清晨肌张力障碍的处理方法为:①睡前加用复方左旋多巴缓释片或 DR 激动剂;②也可在起床前服用复方左旋多巴水溶剂或常释剂。对"关"期肌张力障碍的处理方法为:①增加复方左旋多巴的剂量或次数;②加用 DR 激动剂、COMT 抑制剂或 MAO-B 抑制剂。对"开"期肌张力障碍的处理方法与剂峰异动症的处理方法基本相同。

2. 非运动症状的治疗

(1)睡眠障碍:睡眠障碍主要包括失眠、快速眼动睡眠行为障碍(rapid-eye-movement sleep behavior disorder,RBD)、白天过度嗜睡(excessive daytime sleepiness,EDS)及不宁腿综合征(restless leg syndrome,RLS)等。伴 RBD 患者的处理首先是防护,发作频繁可在睡前给予氯硝西泮或褪黑素,氯硝西泮有增加跌倒的风险,一般不作为首选。失眠和睡眠片段化是最常见的睡眠障碍,首先要排除可能影响夜间睡眠的抗 PD 药物,如司来吉兰和金刚烷胺都可能导致失眠,尤其在傍晚服用者,首先需纠正服药时间,司来吉兰需在早、中午服用,金刚烷胺需在下午 4 点前服用,若无改善,则需减量甚至停药。若与药物无关则多数与 PD 夜间运动症状有关,也可能是原发性疾病所致。若与患者的夜间运动症状有关,主要是多巴胺能药物的夜间血药浓度过低,因此加用 DR 激动剂(尤其是缓释片)、复方左旋多巴缓释片、COMT 抑制剂能够改善患者的睡眠质量。若是 EDS 要考虑是否存在夜间的睡眠障碍,RBD、失眠患者常常合并 EDS,此外也与抗 PD 药物 DR 激动剂或左旋多巴应用有关,如果患者在每次服药后出现嗜睡,提示药物过量,适当减小剂量有助于改善 EDS;如果不能改善,可以换用另一种 DR 激动剂或者可将左旋多巴缓释片替代常释剂,可能得到改善;也可尝试使用司来吉兰。对顽固性 EDS 患者可以使用精神兴奋剂莫达菲尼。PD 患者也常伴有 RLS,治疗优先推荐 DR 激动剂,在入睡前 2 小时内选用 DR 激动剂如普拉克索、罗匹尼罗和罗替高汀治疗十分有效,或用复方左旋多巴也可奏效。

(2)感觉障碍:主要有嗅觉减退、疼痛或麻木等。其中嗅觉减退最常见,多发生在运动症状之前多年。可是目前尚缺乏有效措施能够改善嗅觉障碍。疼痛的临床表现和潜在病因各不相同,其中肌肉骨骼疼痛被认为是最常见的,疼痛可以是疾病本身引起,也可以是伴随骨关节病变所致。疼痛治疗的第一步是优化多巴胺能药物,特别是症状波动性的疼痛,如果抗 PD 药物治疗"开期"疼痛或麻木减轻或消失,"关"期复现,则提示由 PD 所致,可以调整多巴胺能药物治疗以延长"开"期,约 30% 患者经多巴胺能药物治疗后可缓解疼痛。

反之则由其他共病或原因引起,可予以相应的治疗,如非阿片类(对乙酰氨基酚和非甾体抗炎药)和阿片类镇痛剂(羟考酮)、抗惊厥药(普瑞巴林和加巴喷丁)和抗抑郁药(度洛西汀)。通常采用非阿片类和阿片类镇痛剂治疗肌肉骨骼疼痛,抗惊厥药和抗抑郁药治疗神经痛。

(3)自主神经功能障碍:最常见有便秘,其次有泌尿障碍和体位性低血压等。对于便秘,摄入足够的液体、水果、蔬菜、纤维素或其他温和的导泻药,如乳果糖(lactulose)、龙荟丸、大黄片等能改善便秘;也可加用促进胃蠕动药,如多潘立酮、莫沙必利等,以及增加运动。需要停用抗胆碱能药。对泌尿障碍中的尿频、尿急和急迫性尿失禁的治疗,可采用外周抗胆碱能药,如奥昔布宁(oxybutynin)、溴丙胺太林(propantheline bromide)、托特罗定(tolterodine)和莨菪碱(hyoscyamine)等;而对逼尿肌无反射者则给予胆碱能制剂(但需慎用,因会加重 PD 的运动症状);若出现尿潴留,应采取间歇性清洁导尿,若由前列腺增生肥大引起,严重者必要时可行手术治疗。体位性低血压患者应增加盐和水的摄入量;睡眠时抬高头位,不要平卧;可穿弹力裤;不要快速地从卧位或坐位起立;首选 α-肾上腺素能激动剂米多君(midodrine)治疗,且最有效;也可使用屈昔多巴和选择性外周多巴胺受体拮抗剂。

(4)认知和精神障碍:病程中可伴认知减退和痴呆。精神障碍表现形式多种多样,如生动的梦境、抑郁、焦虑、错觉、幻觉、欣快、轻躁狂、精神错乱。对于认知功能减退,临床上首先需排除可能影响认知的抗 PD 药物,如抗胆碱能药物苯海索。若排除了药物诱发因素后可应用胆碱酯酶抑制剂,其中利伐斯的明(rivastigmine)证据充分,临床有用;多奈哌齐(donepezil)和加兰他敏(galantamine)由于证据有限,被认为临床可能有用,目前还没有充分的证据证明美金刚有效。除此之外,对于 PD 伴随 MCI 的患者也缺乏有效的药物证据,可以应用胆碱酯酶抑制剂治疗。对于 PD 伴抑郁,DR 激动剂中的普拉克索和 5-羟色胺去甲肾上腺素再摄取抑制剂(SNRI)药物文拉法辛证据较充分;三环类抗抑郁药(Tricyclic Antidepressive Agents,TCAs)中的去甲替林和地昔帕明改善抑郁症状证据其次,但需要注意的是 TCAs 药物存在胆碱能副作用和心律失常的副作用,不建议用于认知受损的老年患者;其他 5-羟色胺选择性重摄取抑制剂(SSRI)和 SNRI 类药物如西酞普兰、帕罗西汀、舍曲林、氟西汀和 TCAs 药物阿米替尼临床疗效结果不一。目前关于 PD 伴焦虑的研究较少,常见的治疗方式包括抗抑郁药物、心理治疗等;对于 PD 伴淡漠的治疗也缺乏证据充分的药物,DR 激动剂中吡贝地尔、胆碱酯酶抑制剂利伐斯的明可能有用。对于 PD 伴幻觉、妄想,首先要排除可能诱发精神症状的抗 PD 药,尤其是抗胆碱能药、金刚烷胺和 DR 激动剂。若排除了药物诱发因素后,可能是疾病本身导致,则可给予对症治疗,多推荐选用氯氮平或喹硫平，前者的作用稍强于后者，证据更加充分，但是氯氮平会有1%～2%的概率导致粒细胞缺乏症，故须监测血细胞计数，因此临床常用喹硫平。

PD的药物治疗没有绝对的固定模式，不同患者之间的症状可有区别，对治疗的敏感性也存在差异，不同患者对治疗的需求存在不同，同一患者在不同病情阶段对治疗的需求也不尽相同。因此，在临床实际应用时，需详细了解患者的病情（疾病严重度、症状类型等）、治疗反应情况（是否有效、起效时间、作用维持时间、治疗"开"期延长和"关"期缩短时间、有无不良反应或并发症）等等，既遵循指南，又体现个体化原则，以期达到更为理想的治疗效果。

（谭玉燕）

第四节　重复经颅磁刺激治疗帕金森病

经颅磁刺激（transcranial magnetic stimulation，TMS）技术是一种利用时变的脉冲磁场作用于中枢神经系统（主要是大脑），在脑内诱导产生感应电流，改变皮质神经元膜电位，从而引起一系列生理生化反应的神经调控技术。其作用特点为：无痛、无损、操作简便、安全有效。重复经颅磁刺激（repetitive transcranial magnetic stimulation，rTMS），作为一种无创性的神经调控治疗方式，目前广泛应用于各种神经精神疾病，可以有效改善帕金森病运动症状、非运动症状、提高患者生活质量。

TMS刺激线圈产生TMS的磁场，临床常用的有两种线圈：圆形线圈和8字形线圈（见图3-2）。圆形线圈刺激面大，易引出运动诱发电位，适用于外周神经刺激；8字形线圈聚焦性好，刺激面积小，刺激深度比较浅，刺激强度比较小。目前常用的定位技术是基于脑功能区及解剖学定位相结合，一种方式是使用随动支架，可达到粗略的靶点跟随（见图3-3）；另一种方式是使用导航经颅磁刺激（navigated transcranial magnetic stimulation，nTMS），通过导入个体的MRI数据，重建3D头模，应用红外光学摄像头和导光追踪装置，通过人工操作匹配现实脑和3D头模，实现现实脑空间位置"可视化"（见图3-4），达到首次精准TMS和二次精准重复的目的，受到科研工作者的支持；第三种方式是机器人TMS，通过指令控制，机械臂快速、精细地执行命令，提供精准、智能的TMS定位，这种方式结合了神经导航技术和自动化技术的优势，实现精准高效的刺激（见图3-5）。随着人工智能技术、数据网络化、大数据的飞速发展，TMS的精准定位也在向个性化、智慧化的方向发展。

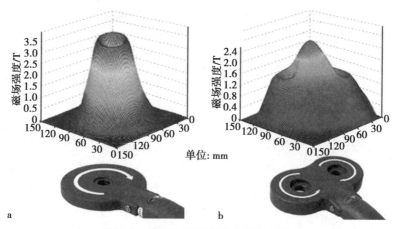

图3-2 常见刺激线圈的磁场分布图

a. 圆形刺激线圈的磁场分布呈"火山口"状，刺激面稍大，适合神经检测和较大皮层范围的治疗；b. 8字形刺激线圈磁场有叠加，中间磁场强度最强且聚焦，刺激面小，适合精准刺激。

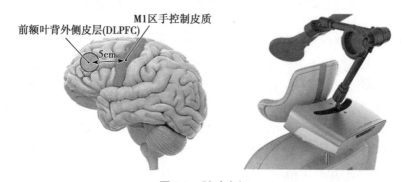

图3-3 随动支架

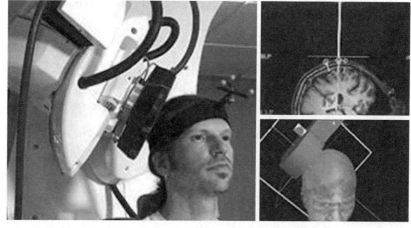

图3-4 首次定位需人工确定靶点的红外光学导航机器人

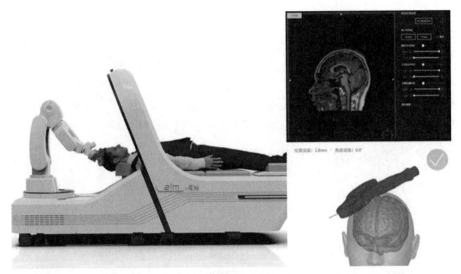

图 3-5　基于机器视觉识别技术的阿米 TMS 机器人定位系统应用场景图

rTMS 的作用原理是通过时变磁场产生感应电流,刺激皮质神经元和 /或神经纤维,产生一系列反应:①调节皮层兴奋性,产生兴奋或抑制作用,改变脑内单胺类神经递质水平;②促进基底节区多巴胺释放,其机制可能与皮质—纹状体纤维、或其他脑区投射纤维、或联络纤维被刺激活化有关(间接影响);③促进皮质兴奋性正态化,达到神经网络再平衡;④激活冬眠神经:所谓冬眠神经是指神经组织在遭受外伤或其他病理损害后,部分神经元或神经纤维处于低代谢、低功能、低传导、低活力的沉寂或沉睡状态,类似于动物冬眠。它的作用效果取决于参数选择,如刺激区域、刺激频率、刺激强度、线圈形状、刺激方向等。频率是 rTMS 最为重要的参数。不同频率刺激可导致双向结果。高频刺激可以引起长时间易化,使皮质兴奋;低频刺激可以降低运动皮质区兴奋性,引起突触活动的长时间抑制,使皮质抑制。现将 PD 治疗中rTMS 治疗的刺激靶点和相关研究综述如下。

一、rTMS 治疗 PD 运动症状

刺激靶点:初级运动皮质(primary motor cortex M1)、辅助运动区(supplementary motor cortex,SMA)、前额叶背外侧皮层(dorsolateral prefrontal cortex,DLPFC)。

高频刺激 M1 区或低频刺激前额叶区可能为有效的治疗参数及靶点。3 项随机对照临床试验(randomized controlled trial,RCT)发现 rTMS 刺激 SMA 可显著改善 PD 患者的运动症状,其中 rTMS(1Hz)刺激 SMA 有助于改善姿势和步态障碍,高频 5Hz 刺激 SMA 对运动迟缓疗效更显著,一项大型双盲 RCT 研究

显示,rTMS(10Hz)刺激 M1 能显著降低 PD 患者统一帕金森病综合评分量表(unified Parkinson's disease rating scale,UPDRS)中运动功能评分,尤其在强直和运动迟缓方面,但震颤、步态和轴性症状(axial symptoms)方面改善不明显。此外,其他研究也发现高频 rTMS(5Hz、10Hz 及 25Hz)刺激 M1 区亦可改善未接受抗 PD 药物治疗患者的运动症状。而目前尚不能明确 rTMS 治疗 PD 运动症状在不同靶点的最佳刺激总脉冲数,需进一步进行临床研究。

二、rTMS 治疗 PD 非运动症状及运动并发症

（一）抑郁

刺激靶点:DLPFC、双侧运动 M1 区

抑郁症状是 PD 最常见的非运动症状之一,降低患者治疗依从性和疗效。2014 年欧洲专家组制定的 rTMS 治疗指南中指出,有充分的证据(A 级:确切疗效)证明左侧 DLPFC 高频 rTMS 的抗抑郁作用,对右侧 DLPFC 的低频 rTMS 为 B 级推荐(可能的疗效)。国内有大量的 rTMS 治疗抑郁的研究,无论是与常用抗抑郁药物联合治疗,或者是单独用 rTMS 控制抑郁症状,这些研究都证实 rTMS 能够有效改善 PD 抑郁症状。也有研究发现高频(5Hz)刺激双侧运动 M1 区也能改善 PD 抑郁。此结果仍需大样本高质量临床研究进一步证实。

（二）焦虑

刺激靶点:DLPFC

焦虑是 PD 常见的非运动症状,约 40% 的 PD 患者合并焦虑,并常常与抑郁症状相伴而生。rTMS 治疗 PD 焦虑症状的疗效尚需进一步临床研究。据报道,两个小样本的探索性研究提示 rTMS 高频刺激(5Hz/10Hz)双侧 DLPFC 可以降低 PD 抑郁患者焦虑量表评分。

（三）睡眠障碍

刺激靶点:DLPFC、顶叶

PD 患者睡眠障碍主要表现为入睡困难、白天过度嗜睡、快速眼动睡眠行为障碍、夜尿等,TMS 治疗睡眠障碍的机制可能与低频(≤ 1Hz)rTMS 抑制大脑皮层的兴奋性、促进 γ- 氨基丁酸(GABA)的释放有关,而 GABA 又是人脑中重要的抑制性神经递质。吴卓华等对 58 例 PD 伴睡眠障碍的患者进行低频 rTMS 治疗,得出低频 rTMS 是治疗 PD 睡眠障碍的一种无创、有效的方法。且低频(LF)rTMS 刺激右侧 DLPFC 或后顶叶皮质(PPC)可有效降低皮质兴奋性,改善睡眠质量。

（四）认知功能障碍

刺激靶点:DLPFC

前额叶与记忆、认知有关,尤其是 DLPFC。于雯雯等以 5Hz 高频 rTMS

对 31 例 PD 伴认知障碍的患者进行治疗，选择双侧 DLPFC 进行标记刺激，连续 10 天每天治疗 1 次，在治疗前后及治疗后 1 个月对患者认知功能进行评价，结果显示 5Hz 高频 rTMS 刺激治疗能够有效改善 PD 患者的认知障碍。潜在机制可能与 rTMS 改善前额叶区域血流，促进神经递质和神经营养因子的释放，调节突触可塑性等有关。

（五）吞咽功能障碍

刺激靶点：双侧运动 M1 区

吞咽功能障碍是 PD 晚期常见并发症，发病率约为 35%～82%，与吸入性肺炎、营养障碍密切相关，直接关系到患者生活质量及寿命。其机制仍未明确，可能与多巴胺的减少、神经肌肉调控失常等多个方面有关。Khedr 等人的研究认为 M1 手区（Cz 侧 5cm，Cz 前 1cm）与食管运动区（Cz 侧 6.6cm，Cz 前 3.0cm）的距离较为接近，使用 8 字形线圈（直径 9 厘米的线圈）定位于手部区域，进行 10 个疗程（每周 5 天）治疗，可以改善 PD 患者的吞咽困难，且 5Hz 的刺激更为有效，若能每月接受 5 次 rTMS 巩固治疗将有助于维持疗效。但仍需要大量研究来证实研究结果。

（六）异动症

刺激靶点：双侧运动 M1 区、SMA 区

异动症可能与黑质纹状体多巴胺神经元进行性丢失、多巴胺受体长期脉冲样刺激等相关，功能影像学研究证实 M1 区和 SMA 区过度激活与异动症密切相关，低频 rTMS 可通过减少刺激脑区局部脑血流量及神经过度激活，达到治疗异动症的效果。有研究发现，低频（1Hz）刺激 M1 区和 SMA 区能改善异动症，但效果不能持久，也有研究提示 M1 区的 rTMS 刺激对异动症无效。rTMS 治疗异动症的研究参数各异，尚不能得出一致的结论，需大样本高质量临床研究进一步验证。

三、rTMS 治疗的安全性及不良反应

rTMS 治疗主要不良反应为轻微头痛、刺激部位不适、听力下降、耳鸣、癫痫发作等，最常见的不良反应是头痛及刺激部位不适，但程度轻，多为短暂性，一般可自行恢复。最严重的不良反应是诱发癫痫发作，研究统计发生率 0.01%～0.1%。目前大多数学者认为刺激强度、频率、刺激时间、间隔时间等参数与 rTMS 治疗诱发的癫痫发作相关。其次，另外一些增加癫痫发作风险的因素包括抗抑郁药物、抗精神病药物、睡眠剥夺、脑损伤、严重癫痫发作史等等。为减少以上副作用的发生，提高定位靶点的精确度是解决方法之一，因此，基于高分辨率结构磁共振神经导航技术定位靶点，能同时兼顾疗效和副作用，是非常有前景的发展方向。总之，在实施 rTMS 治疗时，严格把握适

应证及禁忌证,结合指南并根据患者个体情况设置参数,rTMS 治疗是相对安全有效的。

诸多研究证实 rTMS 对 PD 患者的运动症状及非运动症状均有疗效,但仍有一些问题尚不明确,比如最佳刺激频率、刺激脉冲数、治疗周期、巩固治疗时机等,需要更多进一步研究。

（刘　静）

第五节　帕金森病的肉毒毒素注射治疗

一、概述

肉毒杆菌毒素是由非需氧梭状芽孢杆菌产生的,可以通过抑制神经 - 肌肉接头突触前膜乙酰胆碱的释放,达到松弛肌肉的作用,阻止自主神经节后纤维乙酰胆碱的释放抑制腺体分泌,阻止局部 P 物质（疼痛递质）等的释放达到止痛效果。肉毒毒素（botulinum toxin, BX）于 20 世纪 80 年代首次用于治疗局灶性和节段性肌张力障碍,包括眼睑痉挛和颅颈肌张力障碍。随后,肉毒毒素广泛应用于其他疾病,如肌张力障碍、腺体分泌过多疾病、疼痛性疾病、泌尿胃肠道疾病、眼部疾病等的治疗。

PD 是一种中老年常见的神经退行性变性疾病,以口服药物治疗为首选,随着疾病的进展,出现药效减退、运动并发症、导致非运动症状加重,这些症状可通过调整药物及深部脑刺激（deep brain stimulation, DBS）、手术等治疗手段改善。但仍有不少患者的某些运动症状、非运动症状缓解不佳,如震颤、姿势异常、吞咽困难、流涎、多汗、肌张力障碍、疼痛、胃肠功能障碍、泌尿系统症状等。国外大量文献证明,肉毒毒素注射也广泛地应用于控制 PD 各种难治的运动症状和非运动症状。下面介绍肉毒毒素在 PD 各种运动症状及非运动症状治疗中的临床应用。

二、对运动症状的改善

（一）肌张力障碍（dystonia）

据报道,约30%的 PD 患者和60%的40岁以下的 PD 患者伴随有肌张力障碍,最常见累及的部位是足部,其中3%的 PD 患者伴发眼睑痉挛（blepharospasm）、眼睑失用（apraxia of eyelid opening, ALO）,尤其多见于脑深部电刺激术后;也有部分患者表现为颈部肌张力障碍、口 - 下颌肌张力障碍等。如抗胆碱能药物、苯二氮䓬类药物、巴氯芬和多巴胺能药物治疗可能会产生部分缓解,但益处往往不足,而且这些药物会带来潜在的副作用,包括疲劳、嗜睡、认知障碍和跌倒。因此，肉毒毒素已作为一种有效的治疗方法应用于 PD 伴发的肌张力障碍。

眼睑痉挛是眼轮匝肌过度活跃的收缩，会导致过度眨眼，更严重的表现为强烈和持续的强直性肌肉收缩会导致强烈的不自主眼睛闭合。肉毒毒素注射已被证明对一般眼睑痉挛人群有效，并被认为对 PD 的眼睑痉挛有帮助。通常，肉毒毒素注射眼轮匝肌的眼眶和睑板前部分，必要时可增加皱眉肌和前眉肌肌内注射，可改善眼睑痉挛。ALO 被认为是一种局灶性眼肌张力障碍，是指不能随意睁开眼睛或维持眼睑抬高，而且是非麻痹性的。其确切病理生理机制尚不清楚，可能是由于提上睑肌抑制导致无法睁开眼睛，它与麻痹性上睑下垂的不同之处在于，它仅在眼睑开始睁开时短暂出现，与普通形式的眼睑痉挛不同之处在于，眼睑失用无不寻常的眼轮匝肌收缩。有人提出：睑板前纤维内注射肉毒毒素可能对眼睑失用产生更大的治疗效果。

颈部肌张力障碍（cervical dystonia，CD）在 PD 中很常见，尤其在晚期的 PD 中更常见。一项研究纳入 74 例晚期 PD（Hoehn-Yahr 5 期），发现 33.9% 患有颈部肌张力障碍。临床上，颈部肌张力障碍表现为颈部和肩部肌肉的不自主收缩，导致异常的姿势、疼痛和震颤。斜颈一般是最常见的 CD 的表现，而前屈型斜颈在 PD 中非常常见。肉毒毒素在缓解颈部肌张力障碍的某些症状方面具有重要的作用。

部分 PD 患者可能会抱怨持续张开下颌、下颌肌肉紧绷或磨牙的症状，或颚肌肌张力障碍常伴有舌肌和咽肌肌张力障碍，共同构成口 - 下颌肌张力障碍。而多巴胺能药物不能缓解这些症状，肉毒毒素被视为是一种潜在的治疗方法。颌张型肌张力障碍需要针对翼外肌注射肉毒毒素，而对于下颌闭合性肌张力障碍（如磨牙），则于咬肌和颞肌注射肉毒毒素。

肢体肌张力障碍表现多样，包括疼痛性足部肌张力障碍、纹状体畸形、肌张力障碍性握紧拳头。对于足部肌张力障碍、纹状体畸形，可根据足部姿势、在肌电图引导下选择胫骨后肌、胫前肌、腓肠肌、趾长屈肌和姆长伸肌肌内注射肉毒毒素。肌张力障碍性握紧拳头被认为是一种罕见的 PD 晚期并发症，伴有功能丧失、疼痛和手掌卫生不良，肉毒毒素局部上肢肌肉内注射可得到不同程度的改善。

（二）震颤（tremor）

与 PD 的其他主要运动症状不同，震颤可能对多巴胺能药物治疗疗效不佳，抗胆碱能药（盐酸苯海索）虽然对 PD 震颤疗效确切，但由于其认知功能损害、幻觉、便秘、尿潴留等副作用而限制了其临床应用。在 PD 肢体震颤控制不佳的患者中，可以考虑注射肉毒毒素治疗。通常根据患者的临床特征、操作者观察到的震颤受累肌肉，并在肌电图引导下进行肉毒毒素注射。上肢震颤可在肌电图、超声引导下于蚓状肌、桡侧腕屈肌、指浅屈肌、尺侧腕屈肌、旋前肌、肱二头肌、肱三头肌、桡侧腕伸肌和趾长伸肌注射肉毒毒素；下颌震颤的患者选择注射咬肌、颞肌。但是，由于在先前针对原发性震颤或 PD 患者的研究中，有 30%～70% 患者注射肉毒毒素后出现上肢乏力，因此，肉毒毒素尚未广泛用于帕金森病震颤的治疗。

（三）姿势异常

1. 躯干前曲症（camptocormia）　3%～7% 的 PD 患者伴有躯干前曲的表现，这种无意识的轴向屈曲在行走、久站时明显，卧位时消失，少数患者可伴胸腰部疼痛，其对口服药物的反应不佳。其机制目前不明，有研究认为可能是轴性肌张力障碍的一种表现形式，部分患者仰卧时靠在支架上或背着背包时症状减轻，这暗示可能是一种感觉诡计。注射时根据导致躯干前曲受累的肌肉，可在超声或肌电图引导下选择腹直肌、椎旁肌、腹外斜肌注射。Azher 等纳入了 9 名用肉毒毒素 A 治疗的 PD 患者，这些患者进行腹直肌注射，其中 4 名患者躯干前曲症状改善持续 8 周。一项纳入了 16 例躯干前曲症患者（其中 PD 患者 11 例）的研究中，6 例 PD 患者接受了 A 型肉毒毒素注射治疗，注射位点为单侧或双侧椎旁肌、腹直肌，其中 3 例患者症状改善且疗效维持至少 8 周。另一病例报道提示，腹外斜肌注射肉毒毒素也可显著缓解 PD 患者的躯干前曲症状。

2. 比萨综合征（Pisa syndrome，PS）　PS 是 PD 患者姿势异常的其中一种表现，为可逆的伴偏向一侧的躯干侧向弯曲，常在立位和行走时加重，仰卧位时减轻或消失，是 PD 患者经常出现且致残的并发症。与躯干前曲相似，这种 PS 躯干侧倾于仰卧位时改善，并且多巴胺能药物治疗的改善有限。国外有研究报道，结合胸腰椎 MRI、超声、肌电图检查评定腹肌、椎旁肌、髂腰肌的状态，选择强直痉挛明显的肌肉局部注射肉毒毒素，且注射后配合康复治疗，可有效地缓解比萨综合征的症状。目前的研究表明，肉毒毒素注射对于 PS 可能有效，但需要更大的多中心随机临床试验来确定 PS 的肉毒毒素注射的治疗效果。

（四）冻结步态（freezing of gait，FOG）

在 PD 的晚期，40%～60% 的患者可能会出现冻结步态，其典型表现为开始行走时启动障碍和突然不能移动双脚，转弯、狭道上或者到达目的地时突然不能移步，其机制尚不清楚，据推测，这可能是一种肌张力障碍的表现，是下肢的激动肌和拮抗肌肌肉的收缩不协调。冻结步态通常对多巴胺能药物无应答，肉毒毒素注射是可尝试的一种治疗手段。可根据患者的临床特征，在肌电图引导下，选择性地于腓肠肌、阔筋膜张肌、比目鱼肌注射肉毒毒素。Vastik 等在 2016 年进行的一项最新的开放标签试验中，招募了 11 名 FOG 的 PD 患者。患者在每个张力筋膜中注射 50U 的肉毒毒素，11 名患者中有 8 名患者的步态评分冻结率显著下降，3名患者冻结率增加，1名患者无改变，6名患者CGI评分有中度至显著改善。虽然有证据表明肉毒毒素可改善部分PD患者的FOG，但现有的RCT均提示腿部肌内注射肉毒毒素并未显著改善FOG。

三、对非运动症状的改善

（一）流涎

流涎在PD患者中非常常见，通常因患者吞咽障碍或唾液分泌过多而导致，另外与舌头的运动控制受损、上食管运动障碍以及头部下垂的弯腰姿势等相关。严重的流涎会影响PD患者的生活质量，唾液的聚积会带来误吸和感染的风险，从而危及生命。抗胆碱能药物虽然可减少唾液的分泌，但是由于其副作用如认知功能损害、尿潴留、青光眼等而受限制。目前，肉毒毒素注射已被证实可改善PD患者的流涎，其注射的常见副作用是口干。在超声引导下肉毒毒素注射于腮腺和下颌下腺。另外，同时使用肌电图引导，可以避免意外的肌内注射，每个唾液腺注射A型肉毒毒素5～50U。

（二）出汗功能障碍

PD中出汗异常的患病率高达60%，出汗异常主要发生在休息或异动症期间，并且可能表现为面部、手掌和腋窝的过度出汗或多汗症。肉毒毒素可有效治疗多汗症，目前的证据主要基于对严重多汗症的患者进行的RCT研究，其中出汗减少了50%以上，并且在注射后数月持续获益。

（三）吞咽困难（dysphagia）

吞咽困难是PD中一种影响生活质量的致残症状，80%以上的PD患者在病程中出现吞咽困难。PD的吞咽困难主要表现为自主吞咽的咽期和食管期的功能障碍，可能与食管上括约肌、环咽肌痉挛相关。Restivo等描述了4名注射A型肉毒毒素的PD患者，每个环咽肌30U，4名患者均于48小时内观察到吞咽的改善，且疗效持续16～20周。另一项纳入34名吞咽困难患者的开放性研究，包括7例PD患者，于环咽肌中注射A型肉毒毒素，7例PD患者中只有2例吞咽困难严重程度评分改善；相比之下，9名PSP中的6名和4名MSA-P患者中的4名有所改善，表明后两种疾病有更突出的环咽肌功能亢进。两项研究都没有观察到显著的副作用。

（四）胃肠道功能失调

1. **胃轻瘫**（gastroparesis）　PD中的胃轻瘫是由于幽门括约肌功能障碍导致胃排空延迟、胃出口阻力升高，患者表现为早期饱腹感、餐后饱胀感、嗳气、恶心、呕吐和上腹部疼痛。有病例报道证实，内镜下于幽门括约肌注射A型肉毒毒素100U，可缓解PD患者的胃轻瘫症状。

2. **便秘**（constipation）　便秘是PD患者自主神经功能障碍最常见的表

现,70%~80% 的 PD 患者发生便秘。便秘的主要原因包括：自主神经功能障碍导致的肠道蠕动功能下降,盆底肌肉局灶性肌张力障碍造成粪便排出受阻。一项纳入 18 例排出梗阻型便秘的 PD 患者,经直肠超声引导下于耻骨直肠肌注射 A 型肉毒毒素 100U,注射后第 2 个月,10 例患者便秘改善,其中 4 例患者在第 4 个月后,便秘症状再次出现或加重,重复注射后症状又缓解,所有患者均未出现局部或全身并发症。

（五）泌尿功能障碍

下尿路膀胱功能障碍（lower urinary tract symptoms, LUTS）,称为下尿路症状,包括刺激性症状（夜尿、尿急、尿频）、阻塞性症状（不完全排空、排尿犹豫、双重排尿、尿量少）、尿潴留、尿失禁等。下尿路症状在 PD 中很常见,可能会影响生活质量。泌尿问题的病因似乎是多因素的,其中逼尿肌过度活动可能与 PD 本身有关。因此,在 PD 患者中,抗毒蕈碱剂是一线治疗方法,但潜在的严重副作用通常限制了其使用。在 PD 患者中使用肉毒毒素对膀胱过度活动症进行的开放性研究很少,但由于是局部用药,没有全身的副作用。因此,对于难治性或难以忍受的口服药物副作用的患者来说似乎是一个合理的选择。从美国 FDA 批准的其他适应证研究中推断出,膀胱内注射肉毒毒素可能是一种安全有效的治疗选择,但仍需要对 PD 患者的剂量和疗效进行新的研究。肉毒毒素注射应在镇静和局部麻醉下,通过膀胱镜检查进行膀胱逼尿肌内注射,注射约 30 个位点,相隔 1cm,注意避开膀胱三角区,注射剂量范围为 100~300U。

综上所述,PD 患者的部分难治性的运动症状（如局灶型肌张力障碍、震颤等）及非运动症状（流涎、出汗异常、吞咽困难、胃肠道及泌尿功能障碍等）,可通过肌电图、超声或内镜引导下进行肉毒毒素注射得到有效缓解,减轻患者的痛苦、改善生活质量。然而在治疗 PD 患者姿势异常、垂颈、冻结步态等方面仍需高质量的 RCT 研究来证实。

（谭红愉）

第六节　帕金森病失眠的认知行为治疗

一、帕金森病失眠

失眠是指尽管有充足的睡眠机会和环境,仍持续出现入睡困难、睡眠维持困难、早醒,并引起相关日间功能损害（见表 3-1）。失眠是 PD 常见的非运动症状之一,可以出现在 PD 的前驱期和临床期的各个阶段,严重影响患者生存质量。PD 人群失眠的患病率为 25%~80%,远远高于正常人群。

表 3-1　慢性失眠诊断标准

慢性失眠诊断标准（国际睡眠障碍分类第三版，ICSD-3）	
必须满足 A-F	
A. 患者主诉/家长发现/看护者发现,以下一项或多项症状	• 入睡困难 • 睡眠维持困难 • 早醒 • 不能按时上床睡觉 • 没有父母/看护者的陪伴则无法入睡
B. 以下一项或多项日间功能受损	• 疲劳/不适感 • 注意力不集中、记忆力下降 • 社交功能受损,职业/学业表现下降 • 心境障碍/易激惹 • 日间嗜睡 • 行为紊乱(如多动、冲动、攻击性行为) • 做事情主动性下降 • 容易发生错误或事故 • 对于睡眠状况不满意
C. 睡眠不足不能单纯由睡眠机会不充足或睡眠环境不佳解释	
D. 夜间睡眠障碍及相关的日间症状至少每周 3 次	
E. 夜间睡眠障碍及相关的日间症状至少持续 3 个月	
F. 不能用其他睡眠障碍解释	

　　PD 失眠病程长,病因复杂多样,包括疾病导致睡眠中枢病变、PD 的夜间运动障碍、PD 的非运动症状(夜尿、疼痛、情绪异常等)、治疗 PD 的药物(大剂量多巴胺能药物等)、伴发的其他睡眠障碍(不宁腿综合征、睡眠呼吸障碍、REM 期睡眠行为异常等)和日间嗜睡等。这些因素都会促进失眠的发生和发展。

　　PD 患者失眠的临床表现以睡眠维持困难(睡眠片段化)和早醒为主,部分患者伴有入睡困难。长期失眠会加重 PD 患者运动障碍、抑郁症状和认知损伤，进而影响患者的病情和生存质量。

安眠药是目前最常用的失眠治疗手段之一，具有起效快、疗效好的特点，但其副作用（成瘾、嗜睡、跌倒风险、认知受累等）与 PD 自身症状叠加，可能导致患者病情加重。其次，PD 患者病情逐渐进展，需要不断调整用药种类或剂量来缓解临床症状，安眠药会增加患者的用药风险和负担。中医治疗失眠主要以补虚泻实，调整脏腑阴阳为原则，辨证论治。除药物之外，还有针灸、推拿等多种方法。中医疗法副作用小，可能不会影响 PD 患者的病情，但需要长期临床观察或临床试验加以明确。

二、失眠的认知行为治疗

认知行为治疗是由美国心理学家 Aaron.T.Beck 发展起来的一种心理治疗方法，着眼于患者不合理的认知，通过改变对己、对人或对事的看法和态度来解决问题。六十多年来该疗法广泛用于治疗焦虑症、强迫症、疼痛等疾病，效果显著。失眠的认知行为治疗（cognitive behavioral therapy for insomnia，CBT-I）可以规避安眠药的副作用，实现同等甚至更优的治疗效果，不仅授人以鱼（好眠），还能授人以渔（好眠的方法），是一种非常适合 PD 患者的失眠治疗方法。CBT-I 整合刺激控制疗法、睡眠限制疗法、睡眠卫生教育、认知疗法和放松训练等方法，重点调整患者对睡眠的不合理思维、信念和行为。

CBT-I 的理论基础是 Spielman 等人于 1987 年提出的失眠三因素模式（易感因素、诱发因素和维持因素）：不同个体的失眠易感性有高有低（易感因素），在突然出现的诱发因素作用下出现短暂性入睡和 / 或睡眠维持困难，为了应对短暂性失眠，个体采取某些不恰当应对行为（维持因素），导致失眠延续为慢性病程。CBT-I 针对慢性失眠的维持因素，能纠正患者错误睡眠信念和不当睡眠习惯、消除担忧和焦虑情绪、调整睡眠觉醒节律，进而改善患者的睡眠质量和睡眠时长。

CBT-I 的核心是刺激控制疗法和睡眠限制疗法。刺激控制疗法减少患者清醒时的在床时间和行为，重建床与睡眠的稳定联结；睡眠限制疗法是限制在床时间至患者的平均总睡眠时间，提高睡眠效率，随着睡眠效率提高，逐步延长在床时间，恢复睡眠驱动力；认知疗法是针对过分关注睡眠、过分担忧失眠后果的患者，运用心理学方式，调整患者对睡眠的负面信念，重建对睡眠的正确认知；放松训练包括渐进性肌肉放松法、腹式呼吸、自我训练和意向训练等；睡眠卫生教育纠正错误的睡眠行为和习惯（表 3-2）。

CBT-I 的疗程一般设定为 6～8 周，每周 1 次，每次 45～90 分钟，方式多样：心理治疗师和患者一对一访谈、心理治疗师带团体治疗、远程 CBT-I 治

表 3-2　认知行为疗法主要项目及内容(modified from James, 2015)

项目	内容
认知疗法	识别、挑战和替代有关睡眠和失眠的负性信念与态度(包括对睡眠不切实际的期望、对错失睡眠的担心以及高估睡眠不足的后果)
刺激控制疗法	为加强床和睡眠之间的联结, 阻断床与其他行为的联结状态, 要避免在卧室进行与睡眠无关的行为; 困倦时才上床睡觉; 15~20 分钟无法入睡就要离开卧室, 有困意才能回到床上
睡眠限制疗法	限制在床时间, 与睡眠时长相匹配, 以增加睡眠驱动力, 并进一步减少在床清醒时间。最初允许在床时间为每晚平均睡眠时长, 继而调整在床时间以确保睡眠效率 > 85%
睡眠卫生教育	促进睡眠的环境因素、生理因素、行为和习惯的建议。具体包括卧室环境的建议, 如不看钟表; 规律睡眠时间, 避免长时间的白天小睡; 限制酒精、咖啡因和尼古丁的摄入(睡前限制尤为重要)
放松训练	任何的有效放松技术都可用于限制认知唤醒, 降低肌肉紧张, 最终促进睡眠。具体包括冥想、正念、渐进式肌肉放松法、引导意向和呼吸技巧

疗、简版 CBT-I 治疗、自助 CBT-I 治疗等。CBT-I 具有结构清晰、操作性强、短程高效等特点。

CBT-I 应用于临床治疗失眠已有三十多年, 有着充足的循证医学证据, 其近期疗效与安眠药物相当, 远期疗效超过安眠药物。CBT-I 几乎没有副作用, 是一种安全有效的治疗方法。《美国医师协会失眠诊疗指南(2016 版)》《欧洲失眠诊疗指南(2017 版)》和《中国成人失眠诊断与治疗指南(2017 版)》一致认为成人慢性失眠的治疗首选 CBT-I。

基于上述理论基础和临床疗效, CBT-I 治疗失眠不受病因所限, 是临床一线选择。据此,《PD 患者睡眠障碍的管理推荐专家共识(2018 版)》明确指出, PD 患者失眠优先选择 CBT-I 治疗。目前, 仅有少数几个样本量偏小的 RCT 研究, PD 失眠 CBT-I 治疗的临床证据尚不充分。Rios-Romenets 等人将 18 名 PD 失眠患者随机分为 3 组, 比较 6 周 CBT-I 加光照疗法、多塞平(10mg/ 天)和安慰剂的效果, 结果表明 CBT-I 加光疗法组、多塞平组均优于安慰剂组。Patel 等人应用电脑远程 CCBT-I(computerized cognitive behavioral therapy for insomnia, CCBT-I)对 28 位 PD 失眠患者进行治疗(随机病例组 14 人和对照组 14 人), 结果表明病例组失眠严重程度指数(insomnia severity index, ISI)在实验前后变化显著(-7.9 vs -3.5; $P=0.03$), CCBT-I 可以成为 PD 失眠患者的有效治疗选择。一项非对照试验也表明 CCBT-I 对 PD 失眠患者有效。

三、CBT-I 治疗 PD 失眠的临床要点

1. 重视 PD 失眠的病因分析　PD 病情缓慢进展，中枢神经受累部位由脑干逐渐向上发展至大脑皮层。在疾病的不同阶段，PD 患者临床表现有所不同，但在 PD 病程的任一阶段，都可能出现失眠症状。这是由于导致 PD 失眠的原因众多，除了疾病本身的影响，还包括 PD 的运动症状如夜间翻身困难、非运动症状如夜尿、PD 治疗药物、日间多次小睡、PD 其他睡眠疾患如不宁腿综合征等等。PD 失眠治疗的第一步，一定是治疗师要深入探究 PD 患者失眠的病因，逐一排查，发现病因及时进行调整，如果没有发现明显影响睡眠的上述因素，可以考虑 CBT-I 治疗。

2. 选择合适的治疗内容　尽管 CBT-I 是一种安全的疗法，但是并非每个 PD 失眠患者都可以做到全部的 CBT-I 内容。由于可能有诱发躁狂发作、癫痫阈值降低等风险，刺激控制疗法和睡眠限制疗法应谨慎用于伴有躁狂、癫痫、异态睡眠、阻塞性睡眠呼吸暂停和有跌倒风险的 PD 患者；放松训练可能不适合惊恐障碍或作业焦虑的 PD 患者，原因是运用放松技术时他们可能出现更为紧张的状态。因 PD 患者运动症状和非运动症状所限，尽管 CBT-I 是一种高度结构化的心理治疗方式，每次心理访谈都有相应内容安排，治疗师治疗时也一定要根据 PD 患者的接受能力和接受程度酌情推进，如夜间翻身、起床费力的 PD 患者无法进行严格的睡眠限制疗法。

3. 关注 PD 患者病情变化　治疗师在 CBT-I 治疗过程中不能仅仅关注各项睡眠指标，还要留意 PD 患者的运动症状、非运动症状的进展变化情况，适时调整 CBT-I 治疗策略。如 PD 患者在 CBT-I 治疗失眠期间，深深担心病情不断进展带来的严重后果，情绪低落、兴趣缺乏，这时往往要重新评估患者的情绪状态、调整治疗方案，考虑将 CBT-I 治疗推后。PD 患者的不良情绪和失眠常常相互影响和促进，CBT-I 治疗过程中治疗师一定要对 PD 患者的病情变化给予及时评估和适时干预，以保证 CBT-I 治疗疗效。

4. 注重增强患者依从性　每一位 PD 患者都有特定的社会及家庭背景，对生活质量有着不同要求，对 PD 和失眠有着或多或少的误区。CBT-I 治疗前要充分做好医患沟通，选择合适的 CBT-I 治疗方式和内容，制定个体化的 CBT-I 治疗策略。心理治疗师要把握治疗节奏，精进治疗细节，运用心理治疗手段，激发患者主动性、增强患者依从性。当 CBT-I 治疗疗效初显的时候，患者的依从性往往会大大增强。

5. 加强睡眠全程管理　CBT-I 不是一种立竿见影、迅速起效的失眠治疗方法。心理治疗师向患者讲解睡眠相关知识，根据患者自身特点提供睡眠调整方案。患者理解并愿意配合，认真执行 CBT-I 调整方案，同治疗师不断反

馈交流,最终增加睡眠时长、改善睡眠质量,进而培养睡眠管理能力。因此 CBT-I 在治疗结束后仍然能持久为患者带来获益,应该由治疗师和 PD 患者共同落实患者睡眠全程管理的内容。

四、展望

睡眠对于每个人都不可或缺,对于 PD 患者更是重中之重。临床医生诊疗 PD 时往往容易忽略失眠问题。鉴于失眠对 PD 病情和生存质量带来的负面影响,我们提倡 PD 失眠早治疗、早获益。

虽然 CBT-I 对 PD 失眠是一种安全有效的治疗方法,但是目前应用十分有限。加强宣传和普及 CBT-I 知识,积极培养 CBT-I 心理治疗师可以让更多的 PD 失眠患者从中获益。

（霍　阳　欧阳慧）

第四章

帕金森病中医治疗

根据 PD 的临床特点及表现,当属中医学"颤证""动风""拘挛""痹病"等范畴。追根溯源,中医辨证施治本病历史悠久,近现代医家又各有发挥,积累了大量丰富的文献资料。

PD 的中医病机复杂,目前辨证分型的标准并不统一,因此进行规范化的 PD 中医证候研究,建立被认可、能推广、立得住的 PD 证候诊治标准,构建中医分期分型辨证论治体系,是提高中医药治疗 PD 疗效的关键。

第一节 帕金森病中医分型论证

我们通过对期刊文献和临床病案文献的研究,归纳整理了 PD 中医诊治研究相关内容,并应用数据挖掘等方法,分析、总结、提炼出帕金森病中医证候、证候要素以及基本证候的诊断方案等。

本病病机属于本虚标实,本虚多为肝肾脾三脏亏虚,常见肝肾阴虚、脾肾阳虚和气血两虚;标实多为风、痰、瘀、毒内蕴,常见风邪内动、痰浊内蕴、瘀血内停、邪毒蕴结等。病位证素主要为肝、肾、脾、经络、筋脉;病性证素主要为阴虚、内风、气虚、血虚、痰、血瘀、阳虚、毒。

一、辨证要点

PD 病情复杂,病程较长。临证应辨标本虚实、病情轻重、分型分期。

1. 辨标本虚实 PD 是由多种致病因素所致的虚实夹杂、本虚标实的疾病。因此本病辨证重点应分清标本虚实。

首先,应辨本虚。肾、肝、脾虚为疾病之本。肾虚为发病的始动因素,并贯穿疾病的始终。"肾主骨生髓",所藏为先天之精,肾气充盛则可以填精益髓,肾虚明显者,则腰膝酸软,头倾视深。肝在体合筋,其华在爪,肝血不荣者,则形体瘦弱,肢体枯槁。脾为后天之本,气血生化之源,脾虚者,则食少纳呆,头晕腹胀;脾气亏虚,中州滞而不运,气滞血瘀,可见肢体拘紧。其次,辨标实。风、痰、瘀、毒为疾病之标。气血亏虚,因虚致实,生瘀生痰,邪恋日久,则风、痰、瘀、毒互结,成内风、顽痰、瘀血、浊毒,加之左旋多巴药物之毒蕴结,毒邪益甚。临床中,风痰瘀毒往往相互胶结,可见头部肢体震颤较剧,或僵直明显。

2. 辨病情轻重　PD 的发展具有渐进性的特点,因此在对帕金森病进行治疗时,结合改良 H-Y 分级对患者病情的轻重进行辨别,具有重要意义。

一般来说,当 H-Y 分级在 1.5 级以下,此时患者病情较轻,病程较短,治疗时可以中医药干预为主,能够明显提高患者的生活质量,并且推迟使用西药的时间。当改良 H-Y 分级在 2～3 级时,此时患者的症状、体征逐渐加重,日常生活受到较明显的影响,采用中西医结合治疗,可以有效减少西药的使用剂量,延缓并发症和西药毒副作用的出现。当改良 H-Y 分级在 3 级以上,此时患者的症状已十分严重,且长期使用左旋多巴制剂导致出现多种毒副作用,治疗时以中西医并重为原则,中西药合用可起到增效减毒的作用。

3. 辨分型分期　在对帕金森病进行辨证之时,除了要掌握其分型,还要结合证候演变,认清疾病所处阶段,进行分期也颇为重要。

震颤型和僵直型是帕金森病常见的临床类型,课题组经过多年的研究和临床实践,发现帕金森病震颤型早期主要为肝肾阴虚,阴虚动风证,中期可见气阴两虚、风火痰瘀互结,虚实兼杂之候,晚期可见阴阳两虚,毒邪入络之象;僵直少动型早期主要为脾肾阳虚、瘀血内停证,中期可见脾肾肝亏虚,风痰瘀毒交阻之候,晚期以阴阳两虚为主,兼夹毒邪盘踞之象。

二、帕金森病分型治疗

PD 病情复杂,病程冗长,且因分型(震颤型、僵直少动型)分期(早、中、晚期)不同,中医证型多样,概而言之,以阴虚动风证、痰热动风证、阳虚血瘀证、气血两虚证、阴阳两虚证等为多,简述于下:

(一)阴虚动风证

1. 临床表现　头摇肢颤、项强、四肢强直、运动障碍、步态不稳、慌张步态、肢体麻木、消瘦、头痛、头晕、烦躁、五心烦热、心悸、失眠、多梦、健忘、耳鸣、腰膝酸软、口渴、便秘、舌瘦、舌红、苔少、脉弦。

2. 证候分析　肝肾阴虚,肾虚则水亏,不能涵养肝木,肝主筋,筋脉失于濡养,则见项强、四肢强直、运动障碍、步态不稳、慌张步态。阴虚失于濡养,故见肢体麻木、消瘦;阴虚不能制阳,肝阳上亢,则头痛、头晕、烦躁;肝肾阴虚,不能上养清窍,濡养腰膝,则耳鸣、健忘,腰膝酸软;阴虚火旺,则五心烦热;虚火上扰,心神不宁,则心悸、失眠多梦;阴虚失润,虚热内炽,则口渴、舌瘦、舌红、苔少、便秘;弦脉"在脏应肝",病位在肝,故见弦脉。

3. 治法　补肾滋阴,柔肝息风。

4. 方药　六味地黄丸合大定风珠。本方由熟地、山药、山茱萸、茯苓、泽泻、丹皮、白芍、麦冬、龟甲、牡蛎、鳖甲、阿胶、甘草、五味子、麻仁、鸡子黄组成。震颤明显、头晕重者,加天麻、钩藤、代赭石;阴虚火旺明显者,加知母、黄柏;肢体麻木、强直明显者,加地龙、路路通、僵蚕等。

(二)痰热动风证

1. 临床表现 头摇、震颤、动作迟缓、咯痰、胸闷、心下痞满、口渴、小便黄赤、大便秘结、苔黄或苔黄腻,脉弦滑或脉滑数。

2. 证候分析 痰热内盛,化火动风,风动则头摇、震颤;热邪耗津伤液,筋脉失于濡养,则动作迟缓;"脾为生痰之源,肺为贮痰之器",脾的运化功能失常,津液不布、水湿不化,聚而为痰,痰停于肺,肺失宣发肃降,故见咯痰;痰阻气机,故胸闷;痰浊中阻、胃失和降,则心下痞满;痰热内盛、热灼津伤,则见小便黄赤、大便秘结;苔黄或苔黄腻,脉弦滑或脉滑数,均为痰热内盛之象。兼夹湿邪为患者,可见神呆、流涎、苔厚;兼夹血瘀者,可见舌紫、舌暗。

3. 治法 清热化痰、平肝息风。

4. 方药 导痰汤合羚角钩藤汤。导痰汤由半夏、橘红、枳实、茯苓、甘草、制南星、生姜组成,有燥湿化痰、行气开郁之效;羚角钩藤汤由羚羊角(水牛角代替)、桑叶、贝母、生地黄、钩藤、菊花、白芍、生甘草、竹茹、茯神组成,有平肝息风之功。若痰湿较重,可加白芥子、煨皂角;若热盛者,可加丹皮、郁金。

(三)阳虚血瘀证

1. 临床表现 四肢僵硬、运动迟缓、项强、腹胀、纳差、畏寒肢冷、腰膝酸软、肢体麻木、疲劳乏力、舌紫暗或有瘀斑、舌下络脉青紫,脉涩。

2. 证候分析 阳气亏虚则筋脉失于温煦,经气流通不利,则四肢僵硬、项强、运动迟缓;阳虚则阴寒内胜,故出现畏寒;脾阳虚衰、运化失权,则纳少、腹胀。肾为作强之官,肾阳虚衰,则腰膝酸软无力;阳气不布周身,可见疲劳乏力。阳气虚衰,无力推动血行,血液运行缓慢,久而瘀滞不通,故出现四肢麻木、舌紫或暗,或生瘀斑、脉涩。

3. 治法 补气温阳,活血化瘀。

4. 方药 桃红四物汤合黄芪桂枝五物汤。桃红四物汤由桃仁、红花、生地黄、当归、芍药、川芎组成,有养血、活血之功;黄芪桂枝五物汤由黄芪、桂枝、芍药、生姜、大枣组成,有益气温经,和血通痹之效。若夜尿频多者,加乌药、益智仁;便秘甚者,加火麻仁、肉苁蓉、厚朴。

(四)气血两虚证

1. 临床表现 运动障碍、动作迟缓、四肢强直、四肢疼痛、神疲乏力、语声低微、气短、面色无华、头晕目眩、自汗、纳呆、腹胀、舌淡、舌胖有齿痕,苔薄白,脉细、脉沉细或脉弱。

2. 证候分析 气血亏虚,四肢筋脉失养,故见运动障碍、动作迟缓、四肢强直;气血不足、不荣则痛,则四肢疼痛;年老体弱、元气不足、脏腑功能衰退,则神疲乏力、语声低微、气短;气虚不能推动营血上荣、血虚无以濡养滋润,则面色无华、头晕目眩;卫气虚弱,不能固护肤表,故为自汗;气虚运化无权、推动无力,则见纳呆、腹胀;气血亏虚、血不荣舌,或气虚运血无力,不能载血以充舌质,则见舌淡;脾气虚无力运化水湿,则见舌胖、齿痕舌、苔薄白;血虚不能充盈脉道,气虚则无力鼓动血行,故见脉细、脉沉细或脉弱。气血不足日久而致阳气虚者,可见畏寒、便溏;心气虚者,可见心悸;兼有痰湿者,可见神呆。

3. 治法 益气养血、濡养筋脉。

4. 方药 人参养荣汤。本方由人参、当归、黄芪、白术、茯苓、肉桂、熟地、五味子、远志、陈皮、杭芍、甘草组成,有益气补血、养心安神之功。血不养神、心神不安出现心悸、失眠者,加用酸枣仁、柏子仁;气虚不运,肢体疼痛者,加用当归、丹参、川芎、鬼箭羽、赤芍。

(五)阴阳两虚证

1. 临床表现 肢体拘挛麻木、行动困难、表情呆板、腰膝酸软、不耐寒热或伴有痴呆、小便失禁,头晕时作,舌淡嫩或暗,脉弱、脉沉细无力。

2. 证候分析 该证出现在疾病晚期,阴阳俱损,累及肾、肝、脾。阴阳互根互用,阴虚失于濡润,阳虚失于温煦,阴阳俱损则肢体难运,故出现行动困难。阴阳衰微,神少则表情呆板,筋急则肢体拘挛。肾阳亏虚,不能温煦腰府,则腰膝酸软;阳虚固摄失司,多见小便失禁;阳气不能布达周身则疲劳感加重。阴虚津液不能濡养四肢百骸,则僵直更甚。阴阳为神明之府,疾病日久则精亏髓少,发为痴呆。阳虚升举无力,则脉弱、沉迟无力。

3. 治法 阴阳双补、温煦筋脉。

4. 方药 地黄饮子。本方组成有干地黄、巴戟天、山萸肉、石斛、肉苁蓉、五味子、肉桂、茯苓、麦冬、炮附子、石菖蒲、远志、生姜、大枣、薄荷。若脾胃虚寒、大便稀溏,加干姜、豆蔻;若阳虚兼瘀、身体疼痛者,加地龙、当归尾、水蛭、穿山甲、川芎、鬼箭羽、土鳖虫。

(郇鹏飞)

第二节 帕金森病针灸推拿治疗及健身功法

一、针灸治疗

针灸是中医学中最具有代表性的一种治疗手段,主要包括体针、头针、眼针等,还可借助温针灸、艾灸等方法使疗效更优。治疗时既可以近部选穴治疗局部的病变,亦可以远部循经选穴,治疗该经及其表里经的病变,同时还有诸多奇穴即经验效穴,效果甚佳。

针灸治疗 PD 的方法很多,如体针、头针、电针头皮穴、温针灸、针灸联合其他疗法等,在治疗上收效较好。针灸可通过调节经气,舒筋通络等正向作用改善 PD 患者的诸多合并症状,调节脏腑功能。此外,联合特色针法可缓解临床症状,提高针灸治疗 PD 的临床效果,全面提升 PD 患者的生活质量。

1. 早期　此时 PD 症状较轻,可选择针刺或电针疗法。如属于肝肾阴虚、虚风内动患者,以滋补肝肾、补虚通络为主,选太冲、太溪、阳陵泉、肝俞、肾俞、气海、关元;属于痰热动风证者,以清热化痰、息风通络为主,选用肺俞、丰隆、阴陵泉、风池、四关、四神聪等穴位。

2. 中期　此时 PD 各症状和体征逐渐加重,单纯的体针已很难控制疾病的进展,需结合头针或其他疗法,以提高临床疗效。取穴以滋补肝肾、活血祛瘀、补虚通络为主,如取太冲、太溪、肝俞、肾俞、气海、关元、血海、膈俞、足三里等穴随证加减。

可联合头针取穴,选穴:顶中线、顶颞后斜线、顶旁 1 线、顶旁 2 线。针刺方法:以上穴位使用 2 寸毫针刺入帽状腱膜下,快速行针,或者使用电针选择疏密波,留针 20 分钟。

3. 晚期　此时临床症状较为严重,单纯的针刺、西药、中药已很难控制症状,应选择多途径、综合治疗,从患者心理、康复、非运动症状的控制着手。本期患者病情进一步发展,阴损及阳,造成阴阳两虚,正气不足,导致邪毒留滞,虚实夹杂。因此,治疗以平补阴阳、舒筋活络为主,取四关穴、四花穴、阳陵泉、足三里、血海、膈俞、肝俞、肾俞、神阙、气海、关元等穴随证加减。

或联用腹针,腹针选穴:中脘、下脘、气海、关元、商曲(双)、滑肉门(双)、外陵(双)。针法:先候气 3～5 分钟,接着行气将针刺入要求的深度,其中引气归元深刺,腹四关中刺,患侧上下风湿点中刺,最后视患者肢体活动情况决定是否催气。

对于阳虚症状明显患者,可配合艾灸进行治疗,艾灸取穴:关元、气海、绝骨(双)。灸法:选择绿豆大的艾炷,每穴 5 壮,患者自觉温热感、皮肤潮红为度。每天 1 次,1 周针灸 3 次,同时应注重患者的心理治疗和康复训练等多种方法的联合。

4. 治疗注意事项

(1)医嘱防护:病情较轻的 PD 患者要进行耐心训练及教育,使其坚持较长时间治疗;重症患者要注意对其进行防护,防止各种意外发生。

(2)头针:头部毛发多,因此在进行头针治疗时,应予以严格的消毒。

(3)其他:患者在针刺过程中如有不适,应立即向主治医生反馈。患者应保持放松的心态,避免紧张、合理饮食、起居有节。

二、推拿治疗

推拿是通过手法作用于人体体表的经络、穴位、特定部位,调节机体的生理、病理状况,从而达到治疗疾病的目的。推拿具有疏通经络、调节气血、提高免疫力等多种作用。通过手法的运用,作用于神经、体液等系统,调节人体神经、循环、消化、呼吸、运动、免疫、内分泌等系统的平衡,从而治疗不同系统的疾患。多项研究发现,推拿手法治疗,对缓解 PD 的多种症状都有良好作用。简介如下:

(一)帕金森病运动症状

经过推拿治疗,可以明显改善 PD 静止性震颤、肌僵直、运动障碍等运动症状。

1. 静止性震颤治疗手法 包括颜面部综合手法和腹部关元掌颤法。

(1)颜面部综合手法:首先对患者使用颜面部鱼际揉法:用鱼际对患者的颜面部,以额肌、眼轮匝肌、颧肌、口轮匝肌、咬肌、颞肌施以揉法。手法轻柔和缓,力达肌层,10~20 分钟,以面部紧张、僵硬的肌肉放松为度。

其次对患者使用头面部腧穴捏揉法、点按法:主要对患者的百会、四神聪、神庭、阳白、太阳、角孙、头维、睛明、攒竹、鱼腰、丝竹空、瞳子髎、四白、迎香、颧髎、巨髎、颊车、地仓、人中、承浆等穴位进行操作,每穴 3 次,得气为度。

最后对患者进行颜面部循经抹法:①先以拇指指腹着力,开天门,推坎宫,运太阳;上至头维,按头维;沿前发际胆经推至耳前下关;再换中指指腹着力,沿胆经绕耳推至耳后风池,揉风池,配点安眠。②拇指指腹着力,开天门,反推天门,环眼挟鼻绕唇至地仓(途经眼周诸穴、鼻通、迎香、人中、承浆),揉地仓。③先以拇指指腹着力,开天门,反推天门,从迎香、巨髎、颧髎,分推至太阳;继以大鱼际着力,经下关、牵正、颊车、大迎推至颌下;再以四指指腹着力,反推至太阳。

以上手法各反复 3~5 遍。具有行气活血,引阳入阴的作用。

(2)腹部关元掌颤法:施术者以手掌作为着力点,力量集中于患者腹部关元穴部位,此时要求施术者沉肩、垂肘、松腕,以前臂带动腕关节做快速屈伸运动从而产生颤动。以此法(小振幅、高频率)治疗 20 分钟,以培元固本,滋水涵木。

2. 运动障碍 首先是对患者头部和面部操作:患者仰卧位,医者坐于头侧,先用一指禅法、抹法在前额部及面部操作约 2 分钟,然后揉百会、四神聪、太阳、率谷、风池共约 2 分钟,最后拿五经、头部指击法,约 1 分钟。

其次对患者上肢部操作：患者仰卧位或坐位，医者立于患侧，先以一指禅法、滚法、拿法、揉按法等，在肩关节前后上下部操作约 3 分钟；依次对上臂、前臂实施同样手法约 2 分钟；然后在肩井、肩髃、肩贞、臂臑、手五里、曲池、尺泽、外关、内关、合谷等穴点揉约 3 分钟，最后于整个上肢搓法、抖法、摇法及适度拔伸法共 2 分钟。

最后对患者腰背及下肢部操作：患者俯卧位，医者在患侧，先以摩法、推法于督脉与膀胱经操作约 1 分钟，继之以滚法、拿法、揉法于腰背部及下肢后侧操作约 5 分钟，然后以指或肘部点按夹脊穴、秩边、环跳、承扶、风市、委中、承山约 3 分钟，最后以轻快拍打腰骶及下肢约 1 分钟，也可配合摇法活动患侧关节，屈髋屈膝 3 次。

治疗时间为每次 30 分钟，隔日治疗 1 次，7 次为 1 个疗程，连续治疗 3 个疗程。

（二）帕金森病非运动症状

1. 睡眠障碍及焦虑抑郁 以拇指分别按揉患者双侧神门、内关、安眠，每穴 30～60 秒，以酸胀为度。然后从仰卧位改变为俯卧位，以一指禅推法从百会推至腰俞，往返 3～5 次，以得气为度。最后术者以小鱼际擦法施术于患者督脉（腰骶部）往返 3～5 次，以患者自觉发热为度，嘱患者仰卧闭目 10 分钟。患者每日治疗 1 次，2 周为 1 疗程。此法具有通督解郁，宁心调神的作用，能够有效治疗失眠，降低患者焦虑抑郁状态，且较传统手法疗效更显著。

2. 便秘 基本操作手法：第一步，背部操作：通调督脉，掌揉膀胱经，点揉背俞穴以及捏脊各 3～5 遍。第二步，腹部操作：点揉云门、中府开宣肺气，点揉膻中、气海、关元等穴通调任脉，疏两胁，调募穴（如天枢穴），继而摩揉腹，约 10 分钟。第三步，远端操作，此时可依据辨证在振腹疗法基本操作中进行适当补充。

3. 排尿障碍 操作步骤：患者仰卧位，术者以手掌摩法顺时针方向摩小腹，时间在 5 分钟左右；一指禅推法揉按中极、气海、关元，时间约 1 分钟，以舒畅气机；然后术者用掌揉两大腿内侧，约 2 分钟；指压足五里、三阴交，每穴时间 2 分钟。具有疏通气机，通利小便的作用。

4. 痴呆 操作步骤：患者取仰卧位，用一指禅推法从患者的印堂至神阙、印堂至太阳，然后依次使用双手抹法，重复 5～6 遍。接着患者取坐位，术者在其头顶部上星、囟会、前顶、百会穴，使用手掌拍打法进行治疗，在前额和风池使用五指拿法，最后在患者颈项部及肩井穴施以拿法，以达到醒脑开窍，补髓养脑的目的。

（三）推拿注意事项

1. 推拿前避免过饥过饱，建议进食 1 小时后再进行推拿治疗。

2. 推拿时要注意室内温度,避免让患者着凉。

3. 帕金森病患者存在肢体运动障碍,因此要注意防滑,防跌落。

三、健身功法

运动是预防疾病的良医,也是预防帕金森的良药。因此选择一种有效、安全的防病健身运动对防治帕金森病有很大帮助。

(一)螺旋运动健身法

"螺旋运动健身法"是由国医大师周信有教授在晚年依据自己多年的临床经验和武术功底创立的,该功法易学易练,练习时不受场地的限制,特别是老年人或体弱多病的人,如能持之以恒,长久练习,可防病健身、祛病延衰,常能收到意想不到的效果。

螺旋运动动作要领:立正,左右旋转,胸腰肩臂,四肢关节,一动全动,旋转灵活,左右相随,起伏自如,外实内虚,刚柔相济,环转圆润,一气呵成。一般要求居中旋转、右旋转、左旋转和左右旋转各 100 次。螺旋运动在一动全动的前提下,上肢则旋腕转膀,下肢则旋踝转腿,身躯则旋腰转脊,三者结合。形成一条根在脚,主宰于腰,而形于手臂的空间旋转曲线。其标准是练完之后,自觉周身舒畅,微似有汗。切不可不遵要领,鼓力蛮练,致使气促喘满,大汗淋漓,不但无助于健康,反而有伤身体。

螺旋运动健身法是一个由慢到快、由快到慢、快慢相间的运动形式。修炼者须意念下沉、精神内守、神不外驰、气不内耗,做到形与意合、动与静合,从而达到培养体内元真之气,疏通周身经脉、调和五脏六腑,养荣益卫、增强体质、内外兼修、祛病延年的目的。周教授曾说:本功易学而难练,欲达到一动全动,旋转灵活,身法自然,动作准确,则须狠下功夫,方能做到。

动作要领:

周身放松,呼吸均匀;

双脚分开,与肩同宽;

舌抵上腭,平视前方;

上身中正,屈膝下蹲;

双臂如环,置于胸前。

左右旋转,不疾不徐;

胸腰肩臂,一动全动;

四肢关节,灵活旋转;

左右相随,起伏自如;

外实内虚,刚柔相济;

环转圆润,一气呵成。

（二）调神拍打功

本功法由王泰东主任医师根据道家养生功所创立,研究发现本功法可以有效改善 PD 患者运动症状。介绍如下:

第 1 节:静心养气

自然平坐,两足着地,与肩同宽,两上肢平放在两腿前,两手掌轻按大腿之上,头正身直,两眼轻闭,面含微笑,心情愉悦,全身放松,呼吸自然,共 3 分钟。

第 2 节:掌拍盐包

取 1.5kg 海盐装入 25cm×19cm 布袋制成盐包,无需加温。全身放松,双手向下拍打盐包时呼气,手掌上抬时吸气,共拍打 32 下。拍打力度以完成此节拍打到手掌微微发红为度。

第 3 节:背拍盐包

全身放松,上肢腕关节、肘关节、肩关节同时放松,手背下拍时呼气,上抬时吸气,共拍打 32 下。

第 4 节:掌砍盐包

双手大鱼际肌砍盐包,配合上吸下呼,全身放松掌砍 32 下。

第 5 节:尖点盐包

手呈爪形,手指点盐包,上吸下呼,下点时用力,上抬时全身放松,共指点 32 下。

第 6 节:指弹盐包

全身放松,双手同时如弹钢琴样,按拇指、食指、中指、无名指、小指依次指弹盐包,然后再由小指、无名指、中指、食指、拇指的顺序指弹盐包,共指弹 32 次。

第 7 节:翻滚盐包

两手将盐包合捧于两掌中间,左右掌放松地行上下翻动揉搓盐包,共翻动揉搓 32 次。

第 8 节:放松抖动

由慢速抖动(约 20 次 /min)逐渐到快速抖动(约 120 次 /min),最后再慢下来直至停止,共抖动 32 次。

第 9 节:引气归元

两手掌向上,侧平举,慢慢地从体侧斜上举到头顶上方,两手掌相合,吸气,然后掌心向下,十指相对,两中指相距 10cm,呼气,慢慢下压,下行到脐部,然后两手分开,置于体侧。

调神拍打功通过手部的掌拍、背拍、掌砍、指点、指弹、翻转揉搓等精细活动,对肢体经络及穴位处反复拍打,可起到舒筋活血,畅通气机,增强四肢肌肉、关节、筋脉的运动功能的作用。研究发现采用本法联合中药汤剂进行干预 8 周之后，PD 患者的运动症状得到明显改善。

（郇鹏飞）

第三节　名医诊疗经验荟萃

诸多医家学者对于 PD 的诊断与治疗，提出各自的理解与认识，丰富了本病的辨证论治内容。现将各家名医的诊疗经验荟萃如下：

一、王永炎

（一）病因病机

王院士认为，PD 病机复杂，为本虚标实、虚实夹杂之病。其中本虚是发病的基础，以肝肾不足为主，涉及脾、胃、心等脏腑。标实为发病的依据，多为痰浊、瘀血阻滞经脉脑窍。同时，内风为发病病因，始终贯穿颤证病变过程。

（二）辨证及方药

PD 患者临床多见痰湿胶着和瘀血阻络之象，毒邪可败坏脑髓形体。中老年患者，常伴有脾虚的症状，以及气血不足、肝肾亏虚的表现。治则为息风化痰、活血解毒、固本培元。自拟生熟地、何首乌、钩藤、玄参、生杜仲、白蒺藜、川续断、桑寄生等药物，随证加减。

1. **息风**　镇肝息风可选用石决明、珍珠母、生龙牡等；养血柔肝息风可选用当归、赤芍、白芍、何首乌等。

2. **化痰**　可选用全瓜蒌、胆南星、天麻、钩藤、竹沥等。

3. **活血**　一般活血药药效较缓，可选用虫类药水蛭攻逐死血。

4. **解毒**　善用羚羊角解毒，投以羚羊角粉 2～3g。

5. **固本培元**　肾阳不足者，常用肉桂、巴戟天、肉苁蓉等。脾虚者，可选用党参、陈皮、白术、茯苓、怀山药、白扁豆等。

（三）诊治特色

临床中重视毒邪损害脑髓形体这一病机，临床中常使用羚羊角解毒。按中医辨证，无论是气血两虚、肝肾不足、血瘀动风证或痰热动风证，都投以羚羊角粉 2～3g。

二、任继学

（一）病因病机

任教授认为，PD 发病与脑有关，主要以肾为本，以脾为根，以肝为标。常根据伏邪理论治疗该病，一是因为包括痰饮、瘀血等有形实邪阻碍经脉，可以认为由内伤伏邪引起。其二，由六淫外感伏邪引起，正虚邪入，羁留体内久而不去，易生他变。其三，先天之精遗有邪毒，或遇诱因而感发，从而脏腑机体功能失调，进而生风、生瘀、生痰，使筋脉失养。

（二）辨证及方药

1. 髓海不足

（1）症状：头晕耳鸣、肢体震颤、记忆不清，重则痴呆、言语失序。白天嗜睡，夜则多醒。舌质淡红、体肥大，苔薄白，脉沉弦无力，或弦细而紧。

（2）治则：补肾为主，填精益髓。

（3）基本方：延寿瓮头春，即神仙延寿酒（《寿世保元》）；也可用龟鹿二仙膏。

2. 脾虚痰盛

（1）症状：胸闷昏眩、恶心、呕吐痰涎，伴有咳喘，痰涎如缕如丝。舌体肥大有齿痕、质红，苔厚腻或白或黄，脉沉滑或沉濡。

（2）治则：健脾、豁痰醒神。

（3）基本方：参苓白术散合二陈汤加减，或可选化痰透脑丸（自拟方）。化痰透脑丸组成：制胆星、天竺黄、煨皂角、麝香、琥珀、郁金、清半夏、陈皮、远志肉、珍珠、沉香、石花菜、海胆，共为细末，炼蜜为丸。

3. 气滞血瘀

（1）症状：肌肉强直、头摇肢颤、舌暗紫。

（2）治则：行气活血。

（3）基本方：柴胡疏肝散合通窍活血汤。

4. 气血不足

（1）症状：头目昏眩、动则气喘、懒言、肢颤头摇、纳差、乏力、汗出。舌胖大、质淡红，苔薄白，脉沉濡无力或沉虚。

（2）治则：补益气血。

（3）基本方：补中益气汤或四君子汤。

5. 风阳内动

（1）症状：头晕头胀、善怒、腰膝酸软、头摇肢颤、口干舌燥、面红。舌红，苔薄黄，脉弦紧。

（2）治则：滋阴潜阳。

（3）基本方：滋生青阳汤或滋荣养液膏。滋生青阳汤组成：生地黄、白芍、丹皮、石斛、麦冬、天麻、甘菊、石决明、柴胡、薄荷、桑叶、灵磁石。滋荣养液膏组成：女贞子、枸杞子、熟地、白芍、归身、广皮、干桑叶、黑芝麻、旱莲草、鲜菊花、黑豆、南竹叶、玉竹、沙蒺藜、白茯苓、炙甘草。

（三）诊治特色

根据伏邪发病理论，任教授认为"冬伤于寒，春必病温"，并以扶正祛邪为治疗大法，多以补肾为主，健脾为法，调肝为方。对于髓海不足证，除了上述方药外，也使用自拟方益脑强神丸。方药组成：龟甲胶、鹿角胶、山萸肉、麝香、西红花、海马、石菖蒲、豨莶草、燕窝、黄精、五味子、玳瑁、枸杞子、桃仁、白首乌、熟地黄、生槐米（装入牛胆中，季冬装，仲春出，晒干），共为细面，大蜜丸，每丸10g，每服1丸，日服3次，淡盐水汤下，以引药入肾，益脑填髓。

三、周仲瑛

（一）病因病机

周教授认为，PD以肝肾亏虚为根本，内风暗动，痰瘀交阻为重要的病理因素，总属虚实夹杂。

（二）辨证及方药

PD治疗时以培补肝肾、化痰通络为大法，同时权衡标本主次，震颤甚者治标为先，宜重平肝息风；震颤不甚者补虚为要。其次，根据风、痰、瘀的兼夹主次，必要时着重化瘀、祛痰、兼顾息风培元。其三，治疗此病既要有方有守，不能频更方法，但也应根据病情的发展适当调整。常以地黄饮子加减化裁，基础方为地黄、石斛、白芍、肉苁蓉、续断、白蒺藜、海藻、僵蚕、炙鳖甲、煅龙骨、煅牡蛎、石决明、炮山甲。

（三）诊治特色

在基础方的基础上，临床用药注意灵活变通，有诸多加减法。

1. **震颤症状显著者** 宜重镇息风，可在基础方上加天麻、珍珠母等，也可酌加方中的鳖甲、龙骨、牡蛎以及石决明的剂量。若是兼有心悸、失眠、多汗的患者则更为合适。

2. **出现筋脉僵硬、拘挛等肌张力高等症状** 可选用木瓜及大剂量的白芍、甘草柔肝解痉，或重用全蝎、地龙以息风通络解痉。

3. **舌质紫暗，或见瘀斑瘀点，脉来细涩、面色晦暗** 宜重用祛瘀之药物。若兼有手足麻木、半身不利等症状，可选水蛭、当归、鸡血藤、路路通等药物；若兼有胸痹心痛，可选用丹参、檀香、赤芍、桂枝等药物；若颈僵或者肩臂疼痛，可选用葛根、姜黄等；若伴有糖尿病，则宜加鬼箭羽。

4. **伴有舌苔厚腻、血脂较高等痰浊内盛症状** 可重用僵蚕、海藻、胆南星，并加荷叶、苍术等。

5. **出现面赤舌红等内热偏盛症状** 可选用白薇、功劳叶、女贞子、墨旱莲、槐花、夏枯草、黄柏、漏芦等。

6. **阴精亏损者** 可重用枸杞、首乌、黄精、杜仲、牛膝、桑寄生、楮实子、麦冬;若出现阴损及阳或阳气亏虚之时,可配伍巴戟天、淫羊藿、黄芪、锁阳,忌用刚燥之属。

7. 出现心悸、失眠、紧张等症状 可加入五味子、茯神、玉竹、熟枣仁养心宁神,或参用桂枝加龙骨牡蛎汤。

8. 反应迟钝、记忆力减退者 可重用首乌、续断、石菖蒲、远志、五味子以补肾荣脑,化痰开窍。

四、周绍华

(一)病因病机

周教授认为,帕金森病为本虚标实之证,肝肾不足、气血亏虚为发病之本,风、痰为致病之标。

(二)辨证及方药

1. 血虚风动者 治宜益气养血、息风定搐。方可选四物汤加止痉散加减。药用熟地黄、当归、川芎、白芍、丹参、全蝎、地龙、蜈蚣、僵蚕、天麻。气虚明显者,加党参、山药、白术、黄精;头晕眼花者,加蔓荆子、炒酸枣仁;自汗明显者,加西洋参、防风、白术、浮小麦;血虚明显者,加熟地黄、鹿角胶、制何首乌;纳呆者,加焦三仙或炒谷芽;舌苔黄腻者,加黄芩清热解毒;紧张不安者,加远志、酸枣仁化痰安神。

2. 肝肾阴虚、阴虚火旺者 治宜养阴柔肝、息风定搐。方可选大定风珠加止痉散加减。药用白芍、阿胶、醋鳖甲、生地黄、火麻仁、五味子、牡蛎、麦冬、蜈蚣、僵蚕、全蝎、当归、鸡子黄。

3. 血虚夹痰者 治宜益气养血、化痰、息风定搐。方可选金水六君煎加止痉散。药用当归、熟地、陈皮、清半夏、茯苓、炙甘草、全蝎、蜈蚣、僵蚕。痰浊明显者,加胆南星、苍术;胸闷明显者,加沉香、瓜蒌、香附;健忘明显者,加覆盆子、菟丝子、枸杞子;恶心明显者,法半夏改为姜半夏,加蜜枇杷叶、旋覆花。

4. 气血亏虚者 治宜益气养血、息风定搐。方可选黄芪当归补血汤加四物汤加止痉散。药用炙黄芪、当归、白芍、川芎、生地黄、丹参、阿胶(烊化)、杜仲、续断、巴戟天、川牛膝、萆薢、木瓜、补骨脂、僵蚕、全蝎、蜈蚣、天麻、甘草。

(三)诊治特色

1. 治疗原则 周教授强调"治风先治血,血行风自灭"的治疗原则,对于肝肾阴虚证患者,在大定风珠基础方中加四物汤养血和血,常去性燥之川芎,加牡丹皮以凉血化瘀,并加条黄芩清肝经之热。

2. 方剂 止痉散为经验方,蜈蚣、全蝎等分研末服用。单用止痉散力量不足,还加用广地龙、白僵蚕、明天麻等以加强息风定搐作用。

3. 加减　咽喉部肌肉协调运动障碍,痰浊阻滞者,加淡竹茹、炙杷叶或代赭石、旋覆花;虚象者可用生脉散以益精气,固摄津液而能止呛咳。

五、杨震

(一)病因病机

杨教授认为,该病病机为"肾寒脾湿,木郁风动"。寒水侮土、土湿而冷,或肾阳不足、火不暖土、脾阳衰败、运化失司、土为湿困。脾胃为气机升降的枢轴,脾土不升则肝木不升,木郁则化火,火盛则动风;又或因肾阳不足,肝阳虚弱,肝寒木郁,则升发不能,木喜条达恶抑郁,木郁则生风。

(二)辨证及方药

"肾寒脾湿,木郁风动"的核心辨证要点是头部及肢体颤抖、摇动,不能自制,甚者颤动不止、运动迟缓、四肢强急,其人多肌肉丰满,形盛有余,或畏寒怕冷,或头面易感火热病疾,而饮食反恶食冷饮、下肢沉困、腰膝怕冷、面色垢浊或油腻,舌淡红,苔白腻、水滑或黄腻,脉弦滑、濡或沉弱、牢伏。

治则以暖水燥湿、达木息风为主。基本方为止颤健步汤化裁。该方由真武汤、天魂汤、定振丸为基础方进行加减化裁组成。药用炮附片、白芍、当归、川芎、黄芪、茯苓、白术、天麻、防风、秦艽、细辛、全蝎、桂枝、党参、生姜、甘草、乌药等。

临床常见症状药物化裁:嗅觉减退者,加辛夷宣通鼻窍;眠差者,加龙骨、牡蛎重镇安神;排尿困难者,加五苓散温阳化气、利尿;流涎者,加益智仁健脾摄涎;便秘者,加生大黄,合原方中附子、细辛组成大黄附子汤,以温中散寒、通便。

(三)诊治特色

针对肾寒这一病机,杨教授常选用炮附片温肾散寒,依据患者肾阳亏损程度,选炮附片 6～15g,先煎 30 分钟,并随炮附片加量,增炙甘草用量,以制约其毒。针对帕金森病患者肢体不自主抖动症状,辨证为木郁风动证者,遵经旨"肝苦急食甘以缓之,以酸泄之"治疗,曾于临床用小剂量甘草、芍药缓肝急、泻肝郁,疗效不著,增甘草、白芍用量后则疗效显著。故于临床中依病证常选用芍药 15～60g,甘草 10～30g,辨证准确,未见不良反应。

六、周文泉

(一)病因病机

周教授认为,本病的发生主要是由于脏气虚衰,以肝肾不足为本,痰瘀胶结是病情缠绵的病理基础,风气内动、筋脉失养是病机核心,脾脏虚弱也是发病关键,阳气不足亦与震颤关系密切。

（二）辨证及方药

根据 PD 临证的病情变化来区分,大致可划分为早、中、晚 3 期。PD 早期以平肝息风为主;中期豁痰化瘀以治标、滋补肝肾以治本;晚期以补气养血、补肾生髓治其损。

1. 早期　肝风内动证,方选镇肝息风汤加减。药用川牛膝、怀牛膝、生磁石、生龙骨、生牡蛎、生龟甲、白芍、玄参、天冬、川楝子、生麦芽、茵陈、全蝎、僵蚕、甘草。

2. 中期

（1）痰热生风证,方选导痰汤加减。药用半夏、胆南星、枳实、茯苓、天麻、钩藤、木瓜、全蝎、僵蚕、蜈蚣。

（2）气滞血瘀证,方选血府逐瘀汤加减。药用川芎、当归、生地黄、红花、桃仁、赤芍、枳壳、柴胡、香附、川牛膝、郁金、僵蚕、全蝎。或方以身痛逐瘀汤加减。药用川牛膝、地龙、秦艽、香附、川芎、当归、红花、桃仁、没药、五灵脂、郁金、蜈蚣。

3. 晚期

（1）髓海不足证,方选大定风珠加减。药用白芍、生龟甲、阿胶、熟地黄、麻子仁、五味子、生牡蛎、知母、麦冬、鳖甲、全蝎、僵蚕、炙甘草、鸡子黄。

（2）肾阳虚衰证,方选地黄饮子加减。药用山茱萸、石斛、麦冬、五味子、石菖蒲、远志、肉苁蓉、肉桂、制附片、巴戟天、全蝎、僵蚕。

（3）气血两虚证,方选大补黄芪汤加减。药用黄芪、党参、炒白术、茯苓、川芎、当归、熟地黄、山茱萸、五味子、肉苁蓉、肉桂、防风、珍珠母。

（三）诊治特色

周教授治疗 PD 多汗,常使用僵蚕、全蝎、蜈蚣等搜风通络,炙龟甲、川牛膝、怀牛膝、天麻、白芍等滋养肝肾;卫表不固者,多用生龙骨、生牡蛎、黄芪、白术等。需要注意的是,僵蚕、全蝎、蜈蚣等虫类药虽可息风通络,但易开腠理,故需要在龙骨、牡蛎敛汗的基础上,以玉屏风散益气固表,使腠理密固,同时还可加白芍、龟甲、牛膝等药物,酸敛柔肝、滋养肝阴。

七、马云枝

（一）病因病机

马教授认为 PD 病位在筋脉,主要与肝脾肾三脏有关。肝肾亏虚为 PD 发病之本,脾虚贯穿疾病始终,瘀血为内风之源。

（二）辨证及方药

1. 从肝肾论治者　治宜补肾填精、滋水涵木、镇肝息风。方选独活寄生汤、镇肝息风汤。肾精亏虚者,取独活寄生汤补肝肾、益精血药物之用,去防风、秦艽、细辛等祛风除湿之品。肝肾阴虚症状明显者,宜镇肝息风汤加减。

2. 从脾论治者 治宜培土息风、健脾化痰、息风通络。偏气血亏虚者,宜六君子汤;痰湿重者,宜半夏白术天麻汤;痰热甚者,可选用黄连温胆汤。

3. 从瘀血论治者 治宜化瘀息风。方选血府逐瘀汤。肢体麻木刺痛者,加用木瓜舒筋活络,或小剂量使用僵蚕、全蝎、蜈蚣等虫类之品。

(三)诊治特色

针对PD非运动症状,可灵活加减治疗。

1. 便秘者 用麸炒枳实、厚朴行气通便,便如羊粪燥结难下,可用芒硝软坚散结。

2. 汗出多者 可选用生牡蛎、浮小麦。

3. 失眠者 可选用首乌藤、珍珠母。

4. 情绪低落者 可选用合欢皮;肝郁化热,情绪急躁易怒者,加用乳香、没药、郁金等。

5. 出现肢体筋脉不利 上肢重者加桂枝、桑枝;下肢重者加川牛膝、木瓜、鸡血藤、伸筋草等。

6. 偏于阳虚者 加用淡附片、肉桂以温阳;偏于阴虚者加用玄参、麦冬、生地黄等滋阴。

7. 联合应用院内制剂息风定颤丸 (鳖甲、龟甲、制首乌、炒杜仲、天麻、僵蚕、珍珠母)可补益肝肾、平肝潜阳、息风定颤。

(杨 帅)

第五章

帕金森病外科手术治疗

第一节　帕金森病外科治疗的概述

早在多巴胺替代疗法开发之前，外科神经核团毁损手术（如苍白球毁损术和丘脑毁损术）已被应用于缓解帕金森病患者运动症状，但因为以左旋多巴为代表的帕金森病的一线治疗等非侵入性的医疗手段，同样能极大程度缓解帕金森病的震颤、僵直等主要运动症状，故毁损手术在引入多巴胺替代疗法后逐渐被人们遗弃。不过，多巴胺替代治疗同样存在着缺陷，因为随着时间的推移，药物治疗的效果会受到运动波动和左旋多巴诱发的运动障碍等并发症的影响：运动波动包括早期疗效减退、疗效延迟以及开/关现象；运动障碍则通常以非自主的多动性运动的形式出现。随着医师意识到药物治疗产生的并发症的严重影响，外科手术治疗在 20 世纪 80 年代再次被应用到药物无法良好控制症状的帕金森病患者中，并在随后的临床实践中被逐渐推广。

目前主要应用的外科手术包括脑深部电刺激（deep brain stimulation，DBS）、脑内核团立体定向毁损术（lesion surgery）、干细胞和基因治疗及脊髓电刺激（spinal cord stimulation，SCS）。DBS 手术与脑内核团立体定向毁损术均为通过立体定向的方法进行精确定位，在脑内特定的靶点植入刺激电极进行电刺激或射频毁损，从而改变相应核团兴奋性，以达到改善运动症状、缓解疼痛的目的。自 20 世纪 80 年代 Benabid 教授团队首次报道 DBS 可显著改善帕金森患者的药物难治性震颤以来，如今全世界已有超过 14 万帕金森患者接受该项植入手术。经过数十年的试验和探索，DBS 已成为世界范围内治疗帕金森病的主要手术方法，尤其对于缓解晚期帕金森病的运动功能障碍有很好的效果。在大多数情况下，DBS 联合左旋多巴治疗可显著改善帕金森病的主要运动症状。然而，其对帕金森病的轴性症状的改善十分有限。2009 年，Fuentes 等人通过实验证明，通过高频脊髓电刺激可改善帕金森病啮齿类动物模型的运动症状，并有研究者在随后伴有疼痛的帕金森病案例中发现，SCS 可改善其步态等轴性症状。不过 SCS 治疗帕金森病的疗效仍不十分确切，尚存争议，需要更多的临床证据。干细胞和基因治疗是最近兴起的治疗手段，原理为使用干细胞分化代替丧失的多巴胺神经元或者转染基因,促进多巴胺能神经元释放左旋多巴,其具有非常好的前景。但目前仍基本处于实验室阶段,广泛应用于临床仍有一段距离。各种外科手术方式各有优劣,临床应用应结合药物治疗及患者的临床表现来进行具体术式的选择。

（赖伊杰）

第二节　帕金森病的脑深部电刺激治疗

一、帕金森病脑深部电刺激治疗的历史

在 19 世纪和 20 世纪,随着解剖学和药理学的突破,神经外科学也发展迅速,诞生了大量的手术方式。在左旋多巴替代疗法出现前,治疗帕金森病的主流手术方式为对固定神经纤维或神经核团的不可逆毁损,这些术式为现代的 DBS 奠定了坚实的实践与理论基础。

20 世纪早期,有研究者对背部交感神经系统手术进行了尝试,他们通过中断皮质脊髓束的传导来缓解震颤。在早期的毁损手术中,神经外科医生们对从皮质到大脑脚的多个区域都进行了干预,并发现各自有着不同程度的治疗效果和不良反应。尽管这些毁损缓解了震颤,但也导致了较为严重的运动障碍。20 世纪 40 年代,Russel Meyers 对尾状核头进行了毁损,患者的运动症状得到了大幅度减轻,且副作用较少,提示干预基底神经节可能为缓解帕金森病症状的重要手段,标志着帕金森病的手术治疗取得真正意义上的突破,这也为所谓的锥体外系统的概念奠定了基础。因此,当时的治疗目标为:能实现临床疗效而不造成锥体束损害。随后,基底神经节区域被广泛研究,因为当时对于颅脑解剖和功能的认知局限,更多的发现是基于偶然或手术并发症。Irving Cooper 在为控制大脑脚毁损术中出血、结扎脉络膜前动脉时,偶然发现帕金森病患者临床症状得到改善且无明显不良反应。手术完成后,患者丘脑底核、苍白球及其投射区域有明显的缺血性损害,但患者没有任何功能缺陷并表现出明确的临床疗效。这导致一系列动脉结扎手术大行其道,但其结果混杂、不可预测,常伴随偏瘫和偏盲,使这一手术受到大量质疑。虽然结扎手术没有取得理想的疗效,但这些报道使得苍白球及其投射区成为潜在的手术靶点,并得到研究者们的关注。

在一次对帕金森病患者的尸检中,研究者们偶然发现本应毁损的苍白球错误地变成了丘脑,却产生了更好的临床效果,自此丘脑毁损转变为首选的手术治疗方式。在 20 世纪 50 年代和 60 年代,包括苍白球和丘脑的基底神经节毁损术曾在帕金森病运动症状治疗中盛极一时,但不久之后左旋多巴的出

现使外科手术近乎绝迹。20世纪90年代,外科手术又重新复兴,这与两个因素有关:第一,CT、MRI的出现和立体定向技术的改进,大大提高了手术的准确性;第二,药物治疗的局限性被发现,药物诱发的运动障碍的发生及疾病进展,与左旋多巴的长期使用有关。

在20世纪80～90年代的动物研究中,研究者们在帕金森病猴模型中发现毁损或高频刺激 STN 均可以控制帕金森病症状,与此同时期,Benabid教授团队于1987年首次报道了DBS刺激丘脑区域可显著改善帕金森患者的震颤。后来,法国Grenoble的研究团队在20世纪90年代早期开创了疗效更好、副作用更少的STN-DBS治疗。自1987年以来,DBS被世界各大神经外科中心广泛地使用着,目前已经是中晚期帕金森病的一线治疗方案。因为微创、并发症少以及刺激的可调节性,DBS渐渐取代了毁损术,成为治疗运动障碍性疾病的神经外科手术中最主要的方式。

二、脑深部电刺激治疗帕金森病的机制

现代脑深部电刺激治疗帕金森病的原理,主要基于由 DeLong 等研究者所提出的基底节直接及间接通路模型(图5-1)。在帕金森病患者中,来自外侧苍白球(external globus pallidus,GPe)的兴奋减少,从而使丘脑底核

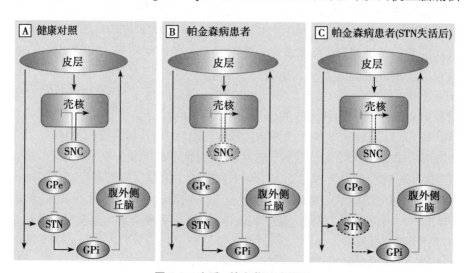

图5-1 皮质-基底节环路模型

A. 基底节的直接与间接通路模型;B. 在帕金森病患者中因失去黑质多巴胺能神经元而发生的改变;C. 通过DBS抑制底丘脑神经元活性后产生的调节效应。黑色箭头表示兴奋性连接,灰色箭头表示抑制性连接。箭头的粗细表示神经活动的强弱,虚线表示连接受损。GPe:苍白球外侧部;GPi:苍白球内侧部;STN:丘脑底核。

（subthalamic nucleus，STN）、内侧苍白球（internal globus pallidus，GPi）和黑质的兴奋增加。由于间接通路中 GPe 活动的异常增加及直接通路中 GPi 活动的异常减少，丘脑的活动被过分抑制，从而导致了皮层细胞长期的激活不足，致使一系列运动症状的出现。因此目前较为流行的假说是，在 STN-DBS 和 GPi-DBS 中，高频脑深部电刺激使靶点区域的神经元放电减少，抑制了 STN 和 GPi 神经元的活动。

虽然此种假说可以从病理生理学的角度解释包括帕金森病在内的多种运动障碍性疾病，但近期的研究发现其同样存在明显的漏洞。例如，基于此模型，丘脑的过高与过低的输出分别对应运动减少和运动增加，但在帕金森病患者中，对内侧苍白球的毁损（理论上使丘脑输出增加）却可治疗运动减少的症状。尽管脑深部电刺激已被国家药品监督管理局及美国食品药品监督管理局批准用于多种疾病的治疗，但其确切机制仍有争议，有待进一步研究。

三、手术靶点

DBS 治疗帕金森病的主要手术靶点包括丘脑底核（subthalamic nucleus，STN）、内侧苍白球、丘脑腹中间核（ventro-intermediate nucleus，Vim）、丘脑底核后部区域（posterior subthalamic area，PSA）、脚桥核（pedunculopontine nucleus，PPN）等，其中以 STN 和 GPi 最为常用。术时的精准定位是手术成功的基础，现代神经外科采用立体定向结合术中电生理监测的手术方法，通过建立脑坐标系对靶点结构进行定位，将手术操作器（如微电极、活检针、毁损针等）导入靶点进行操作，其定位误差可控制在 0.1mm 以下。

（一）丘脑底核（STN）

STN 是位于中脑和间脑之间的一个重要核团，在脑冠状面上呈双凸透镜形结构。STN 的三维解剖结构形态十分复杂，在轴位切面自前内走向后外、冠位切面自外上延伸至内下、矢状位切由前上走向后下，其长轴与冠状面呈 40°～45°，与矢状面呈 50°～60°，其在空间亦具有复杂的三维形态解剖特点，在轴位切面呈正"八"字形、冠位切面呈倒"八"字形、矢状位切面上呈雨滴形。

STN 是目前治疗帕金森病患者核心运动症状最常用的靶点，其自1993 年开始应用以来，在对广大的帕金森病患者的治疗中取得了良好的成效。结果证明，STN-DBS 对震颤和僵直的效果最好，运动迟缓和异动症的效果其次，虽然对轴性症状作用甚微，但步态、姿势和平衡也有少量改善的报道。STN-DBS 的副作用较少，并可以降低多巴胺药物有效剂量，从而降低药物导致异动症的发病率。刺激启动时，部分患者会有短暂的肢体麻木感、闭眼和语言失调等症状，但通过调整刺激参数和药物剂量均可得到缓解。

（二）内侧苍白球（GPi）

在解剖结构上，GPi 的大小约为 STN 的三倍，因此对 GPi 的电刺激需要更高的能量，电池消耗较 STN 更快。但正因为 GPi 的体积更大，在核团定位时的准确性较 STN 更高，电刺激对周围通路的影响比 STN 更小，可以减少副作用的发生率。自 1992 年首次应用于临床以来，GPi-DBS 被普遍证明可以显著减轻运动波动和异动症，但在关期运动症状的改善不稳定，手术后药物的剂量也没有明显减少，相比于 STN-DBS，目前 GPi-DBS 主要用于异动症为主的帕金森病患者。

（三）丘脑腹中间核（Vim）

Vim 是最早应用于帕金森病震颤治疗的核团，短期随访发现，80% 的患者得到了良好的控制，疗效持久，仅 5% 左右出现了轻度的副作用。在 5 年以上的长期随访中，39% 的患者震颤完全消失，50% 接近完全消失，96% 疗效稳定。尽管也有报道 Vim 能缓解左旋多巴相关性运动障碍、僵直及运动迟缓等症状，但大多数临床数据并不支持 Vim 可用于帕金森病患者除震颤外其他症状的治疗。因此，目前震颤仍为 Vim-DBS 治疗帕金森病的唯一指征，然而帕金森病患者中单纯表现为震颤的案例并不多。由于 STN-DBS 和 GPi-DBS 对震颤也有良好的疗效，且能覆盖其他运动症状，Vim 近年来在临床上治疗帕金森病的应用已逐渐减少。

（四）丘脑底核后部区域（PSA）

PSA 由尾侧未定带（caudal zona incerta, cZI）和丘脑前辐射组成，位于 STN 后缘后方、黑质背侧上方、腹侧丘脑下方与红核的前外侧。近年来，小样本的回顾性和前瞻性研究结果提示，DBS 靶向 PSA 能显著改善帕金森病患者的震颤症状，对运动迟缓、僵直等症状也有效果，提示 PSA 或可作为治疗震颤为主型帕金森病的潜在新靶点。前述的 STN 和 Vim 是治疗药物难治性震颤的 DBS 传统靶点，但临床运用中存在各自不足。与临床广泛应用的 STN 相比，PSA 的解剖位置所含的基底节环路和小脑环路有关神经纤维束更集中，刺激效率可能更高，刺激相关不良反应可能更小。但目前尚缺乏高质量临床研究、系统性比较 PSA 与 STN 治疗帕金森病的临床疗效。

（五）脚桥核（PPN）

PPN 是目前研究较多的用于治疗帕金森病轴性症状的核团，其位于脑干被盖小脑上脚的内侧，为一柱形区域。该核团和基底节、大脑、丘脑及脑干核团有广泛的联系。在结构上，PPN 主要包括致密部以及分散部的胆碱能及谷氨酸能神经元，此外还包括去甲肾上腺素能、多巴胺能和少量 γ- 氨基丁酸

能神经元。一些开放标签、双盲性的临床试验研究结果初步提示 PPN-DBS
对帕金森病患者的姿势不稳和步态障碍（postural instability and gait disorder,
PIGD）等轴性症状具有肯定疗效，但患者间的反应存在差异，仍需大样本的研
究进行证实。

（六）其他靶点

除开上述靶点，研究者们也尝试过对其他脑部结构进行电刺激调节，如
中央中核（centromedian nucleus, CM）、黑质（substantia nigra, SN）等，但这些
靶点目前仍多基于动物实验或者少量病例报道，不足以提供临床指导作用。

四、疗效与副作用

目前临床治疗上主要应用的两个靶点为丘脑底核刺激和苍白球内侧部刺
激，总体来说均可以显著改善患者的主要运动症状，但在具体的亚类症状上
有些许差别。例如，在 DBS 治疗帕金森病中，虽然 STN-DBS 能极大改善患
者的核心运动症状，却对轴性症状作用甚微；GPi-DBS 对异动的抑制效果强
于 STN-DBS，但对运动症状的改善却不如后者；PPN-DBS 具有改善步态等轴
性症状的巨大潜力，但对震颤、僵直、动作迟缓等症状的改善并不理想。现有
的每个单个刺激靶点在疗效上都未臻完美。因此，选择合适的靶点及其组合、
研究新的可调控区域，是提高帕金森病 DBS 疗效的未来方向。以下主要对
STN-DBS 及 GPi-DBS 的疗效及副作用进行讨论。

（一）运动症状

在患者适应证良好、电极植入准确以及刺激参数设置适当时，无论是
STN-DBS 还是 GPi-DBS，都可以显著改善中晚期帕金森病患者的震颤、僵
直等核心运动症状，并减少药物引起的多种不良反应。STN 是目前刺激最
常用的靶点，在短期随访中，STN-DBS 将药物关期统一帕金森病综合评分
量表（unified Parkinson's disease rating scale, UPDRS）从 48% 提高至 71%,
关期时间减少了 35% 至 65%，左旋多巴每日剂量减少了 65%，左旋多巴诱
导的运动障碍的发生频率也明显下降。在 STN-DBS 的长期随访中，患者
在药物关期的 UPDRS 评分均较术前有显著下降，僵直、震颤的改善效果可
以保持 5 年以上，而对运动减少和轴性症状的效果只能保持 1 年，且这种
对运动症状的改善程度整体上都是随时间的延长而逐渐递减的；患者在药
物开期的 UPDRS 评分虽然在刺激器植入 1 年后较术前有少许改善，但在
更长期的随访中仍然较基线水平呈现逐渐恶化的趋势。UPDRS Ⅳ 评分证
明 STN-DBS 可显著改善运动障碍和运动波动，并且这些改善大多持续超过
5 年。

另外，STN-DBS 可减少晚期帕金森病患者的每日用药量。在平均基线左

旋多巴每日等效剂量为 1 106mg 的人群中，接受 STN-DBS 治疗后药物用量在第 1 年减为基线的 52%，在第 5 年减为 45%。用药的减少意味着药物带来副作用的减少，特别是运动障碍和高多巴胺能行为的问题，这是 STN-DBS 的一个显著优势。

GPi-DBS 的研究相对 STN-DBS 较少。早期结果表明其具有良好的治疗效果，患者的 UPDRS Ⅲ 评分改善率从 39% 到 56% 不等，运动障碍症状可减少 89%。到目前为止，仅有两项研究评估了在 GPi-DBS 术后 5 年以上的随访结果：在一项纳入 11 位患者的研究中，6 名患者在关期的 UPDRS Ⅲ 评分得到改善，并维持了 3 年（减少 43%），但是 5 年随访时仅强直症状有所改善；在另一项对 16 名患者的研究中，GPi-DBS 的患者对 UPDRS Ⅲ 整体评分的改善作用持续了 6 年以上。此外，与接受 STN-DBS 治疗的患者相比，GPi-DBS 的患者出现认知能力下降、言语困难或步态和平衡障碍的更少。总体来说，GPi-DBS 对左旋多巴引起的运动障碍有持续的改善作用，但在关期症状改善的程度具有可变性。鉴于研究缺乏和相互矛盾的发现，需更多长期随访研究阐明其疗效。

除核心运动症状，DBS 对轴性症状的疗效也是研究的重点。STN-DBS 在改善步态、吞咽、语言和平衡等轴性症状中的作用目前仍不明确。从理论上说，姿势步态不稳主要由非多巴胺能机制介导，而 STN-DBS 实质上仅能改善多巴胺能药物介导的运动症状，但有临床研究和 Meta 分析发现 STN-DBS 可以在患者电极植入后改善药物关期状态下的步态（步长、步速等）和冻结步态。调整刺激频率可能是实现对轴性症状控制的一种方法。有三项研究发现，在长期随访中使用低频（60Hz）刺激可缓解 64.3% 患者的步态冻结和 / 或言语障碍。有研究根据已有数据推断，在随访至第九年时，药物关期的姿势不稳与步态障碍症状严重程度将恢复至术前水平，而在药物开期，这个时间将缩短至 2 年。

在最优靶点的选择上，目前尚未有定论。比较 STN-DBS 和 GPi-DBS 在运动症状的改善上的对照试验所得结果并不一致，但总体来说，使用 GPi-DBS 时药物副作用导致的异动症的改善略胜一筹，而 STN-DBS 的药物减少更加显著，而两种方式在对于非运动症状（认知或精神评分）的长期治疗效果上作用相似。迄今为止，由于缺少规范的随机双盲临床试验，GPi-DBS 和 STN-DBS 之间或者是更多靶点间效果的比较依然十分困难。

（二）非运动症状

尽管 PD 是一种运动障碍性疾病，其同样伴随着多种非运动症状，包括认知损害、痴呆、抑郁、疼痛、睡眠障碍、嗅觉减退、便秘、尿失禁等。这些非运动症状常起病于运动症状显现之前，对患者生活质量的影响不亚于运动症状，在晚期表现得尤为明显。

在对患者认知的影响上，一项针对 16 名接受 STN-DBS 治疗的 PD 患者的研究表明，31% 的患者在接受 DBS 植入手术后 6～9 年发生痴呆，而在作为对照的非手术人群中，这一比例为 45%。在另一项研究中，STN-DBS 后痴呆发生率约为 35.7/1 000 人年，这一比率与处于疾病相同阶段的非手术患者相似。DBS 对患者的绝大部分认知能力影响较小，与对照组无显著差别。但值得注意的是，大多数研究中观察到语言流畅性的下降。接受 STN-DBS 治疗的患者在开始治疗后均出现认知功能下降，但在 8 年的长期随访中，除了言语流畅性下降之外，其他认知功能评估项目并没有显著差异。不过在 DBS 对认知功能的影响上，由于 DBS 对额叶有抑制作用，也可导致患者认知功能轻微下降，在看待 DBS 对认知功能的治疗作用时需更加谨慎。

关于 STN-DBS 对 PD 患者精神特征影响的研究表明，患者的抑郁评分会随着运动症状的改善而有所改善，但在更长时间的随访中，这种疗效会减弱。另外，STN-DBS 患者的淡漠和疲劳评分往往会增加，高于未接受手术的 PD 患者，并且长期保持较高水平。STN-DBS 引起的冲动和 / 或强迫行为的变化可能不同，这些影响也可能与药物减少有关。一项长期研究表明，在平均随访 6 年的 69 例 PD 患者中，STN-DBS 治疗后，高多巴胺能行为，如轻躁狂、赌博和冲动购物均有所减少。

STN-DBS 对 PD 其他非运动症状的长期疗效研究较少。在一个为期 8 年的纳入 24 名 PD 患者的队列研究中，STN-DBS 持续改善了与 PD 相关的疼痛症状。在另一个研究中，睡眠日记显示接受 STN-DBS 的患者在植入后 5 年的夜间睡眠时间比基线时间更长。

总体来说，在术后 1～3 年的随访中，DBS 具有改善一部分非运动症状的潜力，如睡眠障碍、便秘、肌张力障碍性疼痛、胃部不适、膀胱激惹征等。但目前关于非运动症状的报道以 STN 为靶点的居多，研究所得结论存在差异，且关于其他靶点的研究较少，关于 DBS 对 PD 患者的非运动症状的影响未来还有待更多的临床研究进行阐释。

（三）生活质量

DBS 具有改善患者生活质量的作用，但与对运动症状的改善相似，这种效果也随着时间延长而逐渐递减。在 DBS 术后第 1 年和第 2 年，PD 生活质量问卷（Parkinson's disease questionnaire，PDQ）得分可分别改善 32% 和 40%。但在长期随访中，DBS 对生活质量的改善程度逐渐减少。有研究报道，UPDRS Ⅱ 在术后第 5 年和术后第 11 年较基线得分更低。这可能与 PD 的疾病发展、轴性症状及非运动症状的恶化导致的生活质量下降有关。

（四）手术并发症

DBS 虽然是一种微创的神经外科治疗手段，具有可逆、可调节和安全等优点，但相关并发症和非自然死亡依然存在。有系统回顾表明，DBS 的严重不良事件发生率为 1% 至 2%（与脑出血有关的死亡或永久性神经功能缺损），19% 的患者出现过刺激引起的可逆性副作用，而硬件相关不良事件（感染、电极和脉冲发生器问题）的发生率为 9%。就分类而言，DBS 并发症主要有硬件相关并发症、外科手术并发症和刺激相关并发症。

DBS 手术需要在患者体内植入电极及刺激发放器，因此易引起硬件相关性并发症。在接受 DBS 的 PD 患者中，国外报道的硬件相关并发症约为 14.37%，主要有感染（约 5.84%）、脉冲发放器功能异常（约 3.30%）、电极移位（约 2.47%）、脉冲发放器移位（约 0.89%）、皮肤糜烂（约 0.83%）和电极断裂（约 0.41%）等。其中金黄色葡萄球菌是最常见的致病菌，占所有感染的 36%。上海瑞金医院对 1999 年至 2012 年间接受 DBS 治疗的 478 例 PD 患者的硬件相关并发症和非自然死亡原因进行回顾性研究发现，肺炎、恶性肿瘤、窒息和多器官功能衰竭是常见的死亡原因，而 PD 本身或手术相关并发症与死亡率无显著相关。接受 DBS 治疗的 PD 患者的 3 年生存率为 98.6%，5 年生存率为 96.4%，且患者中未出现因硬件相关并发症的直接死亡病例，此结果与国外报道的 DBS 安全性数据一致。DBS 术后硬件和程序问题并不少见，但大多可通过调整和更换导线等方式得到解决，因此硬件相关不良事件的总体风险是可接受的。随着 DBS 技术的迅速发展以及操作和装置的不断改进，硬件并发症的发生将继续减少。

外科手术并发症主要有脑室内出血、颅内出血、急性损伤区域水肿、迷走神经反应、癫痫等。虽然植入手术有脑室和脑出血的风险，但发生率较低（0.5%～5%），且通常为无症状的出血，可自行缓解。癫痫发生率为 0～13%，74% 的癫痫发作发生于电极植入时，其中 DBS 电极放置相关的癫痫发作风险可能低于 2.4%。

刺激相关并发症主要包括轻躁狂或抑郁、言语损害、认知功能下降等，但绝大多数是术后初期短暂性改变。主要机制可能为对丘脑底核外侧缘的刺激可引起情绪的变化。大多数研究认为尽管在 STN-DBS 中有轻度认知功能下降发生的可能，但总体来说 STN-DBS 是相对安全。认知功能下降的机制很多，因为丘脑底核与前额皮层和基底节区有着广泛的联系，同时直接的刺激作用也会对认知功能产生影响。值得注意的是，相较没有接受手术的对照患者，DBS 术后的帕金森患者言语的可理解性下降得更快，在 8 年内可相较基线水平下降 63.5%。体重增加也可能是 DBS 导致的一种副作用，有研究报道

47 例接受 STN-DBS 治疗的患者术后 4.7 年平均体重增加 7.2kg，超重或肥胖患者较术前从 34% 增加到 57.4%。戒断综合征是 DBS 的一种严重并发症，在病程和刺激持续时间较长的患者中，停用 DBS 可能危及生命，因为它可能导致严重的帕金森状态，药物通常不足以控制这种状态，需要及时重新启动有效刺激来应对。

总体来说，现今的观点认为 DBS 造成的副作用并不对患者的长期生存率产生影响，大多数病例的死亡原因与 DBS 手术无关，DBS 手术是治疗帕金森病相对安全的疗法。DBS 的长期并发症报道较少，手术引起的急性并发症和硬件并发症较为少见，估计此类事件的发生率分别为 1.4% 和 0.5%，但一旦发生，需要及时处理。然而，某些术后症状的报道仍存在争议，如言语或平衡的恶化、眼睑失用和体重增加，这通常是因为它们与 DBS 的关系没有得到广泛承认，临床医生在记录的时候，也通常无法准确地区分这种症状的出现是疾病进展本身所导致，还是手术导致的并发症。

（五）治疗结果的预测指标

了解影响 DBS 预后的因素，对我们决定治疗人群及时机有很大的价值。在其中，激活刺激触点在 STN 内的准确性是一个重要的因素，如至少一个激活刺激触点位于感觉运动区内，则 STN-DBS 的 5 年结果会更好。除此之外，疾病发作年龄、术前药物关期 UPDRS 评分以及开期和关期症状波动的严重程度，也都与长期预后有关。关期步态障碍的术前评分一般与 DBS 的 10 年运动结果呈负相关。在 110 例接受 STN-DBS 的患者的一项研究中，年龄 > 65 岁的患者 5 年结果较年轻患者差，而较长的疾病持续时间与较差的 H&Y（日常生活活动）评分有关，上述的这些关系在中轴评分上更加明显。

五、前景和展望

DBS 作为一种治疗 PD 的常规疗法，临床应用广泛，但在手术时机、手术靶点的选择等临床应用方面，以及刺激电极、刺激器等软硬件方面仍有很大的发展空间。

在手术时机的选择方面，一般认为中晚期 PD 患者在药物治疗效果不佳或出现严重药物相关运动并发症时才考虑 DBS 治疗。但近期研究则提示，中期（病程 ≤3 年）患者出现运动症状时进行 DBS 干预后，生活质量获益明显。目前，一项针对早期 PD 患者 STN-DBS 治疗的 3 期临床试验正在开展，DBS 手术时机选择范围或将得到拓宽。但需要指出的是，如何在疾病初期明确诊断 PD，或将是 DBS 等侵入性疗法拓宽手术时机范围的瓶颈。

在手术新靶点的探索上，PSA、PPN 等是近年来研究较多的靶点。PSA 在治疗 PD 患者药物难治性震颤方面疗效显著，对僵直、动作迟缓也有效。但作为震颤为主型 PD 的候选靶点,仍需高质量临床研究证据,特别是与 STN 靶点的随机对照临床研究。PPN 被认为与步态的调节密切相关,是近年来低频电刺激治疗步态障碍中研究较多的核团,可对 STN 或 cZI 联合刺激进行以达到对核心运动症状和轴性运动症状的良好控制,但此类研究较少,疗效也尚存争议。

DBS 治疗过程中的刺激相关并发症是限制 DBS 临床疗效的重要因素之一。刺激相关并发症的发生,通常与刺激电流播散至目标脑区的邻近结构有关。传统的刺激电极触点为环形触点,刺激电流不能被引导至环形电极周围的一个或者多个特定的位置,无法对靶向脑区进行选择性刺激。"方向性电极"用多个方向的方形触点代替传统的环形触点,能特异性地刺激方向性触点周围一个或多个特定的结构,有助于减少刺激相关不良反应,达到精准调控的目的。此外,更为复杂的电极触点设计也有报道。电极触点的复杂性也将导致术后程控的复杂性。如何利用颅内和 / 或外周生理信号标志物设计自适应 DBS(adaptive DBS)和闭环 DBS(close-loop DBS),是目前本领域研究的热点。另一方面,目前的 DBS 治疗以连续脉冲的形式输送刺激,无法对 PD 患者的症状波动做出反应,可能导致潜在的疗效减退和副作用增加。

在刺激模式的探索创新上,首先,低频刺激(80Hz 及以下)在部分患者中对包括步态在内的轴性症状改善明显,但对典型的运动症状如震颤、僵直的作用较差;而高频刺激对震颤、僵直、动作迟缓等运动症状效果好,但对部分患者的轴性症状效果不明显。交叉脉冲电刺激技术允许在同一电极上对触点使用不同的幅值、脉宽和频率,这些独立参数以交叉的模式提供刺激,能进一步改善对单极刺激等常规刺激模式下反应欠佳的症状。但交叉电脉冲模式相比于传统的单极刺激,对电池的损耗较大,可充电电池的应用能较好地弥补这一缺陷。其次,程控模式的创新上,远程程控能打破空间限制,患者足不出户便能接受程控,与远程程控所配套的远程医疗平台能为帕金森病患者提供一站式术后远程患者管理,提高医疗效率。

DBS 技术的开发与应用改变了 PD 的治疗模式,是治疗功能性神经系统疾病中的重要工具。但我们仍需认识到,尽管 DBS 治疗 PD 安全、有效,但并不能减缓病程进展,对改善因病程自然发展而出现的轴性症状的恶化和生活质量的下降效果欠佳。在开发新手术方式、更有效的刺激靶点、更优化的刺激硬件和更好的刺激模式的过程中,同样需要对疾病机制进行更深层次的探讨。

（赖伊杰　林正钰　李殿友）

第三节 脊髓电刺激治疗帕金森病

脊髓电刺激（SCS）是一种通过在脊髓硬膜外腔后部植入电极，刺激脊髓后柱传导束和后角感觉神经元，达到疾病治疗目的的手术治疗方式。这一技术由 Shealy 在 1967 年首创，并开始被广泛用于神经病理性疼痛的临床治疗。

脊髓电刺激系统包括：刺激电极、延长导线和电脉冲发生器。电极植入硬膜外腔后，由发生器产生电流，经延长导线或直接到达电极，刺激脊髓相关结构达到治疗效果。刺激电极为包含 4～16 触点的经皮穿刺电极或外科片状电极。经皮穿刺电极为圆柱形绝缘导管；而外科片状电极背侧有扁平的绝缘层，需椎板切除术进行植入。

脊髓电刺激常用于治疗慢性顽固性的神经病理性疼痛，可缓解患者疼痛、提高患者的生活质量、降低患者对镇痛药物的依赖。影像学研究显示，SCS可以激活疼痛部位对侧的丘脑、躯体感觉区、前运动区、前扣带回及前额叶皮层等区域。

1973 年，一名多发性硬化（multiple sclerosis，MS）患者接受 SCS 以治疗疼痛，结果发现，SCS 可以显著改善患者的运动症状，降低患者总体伤残程度，包括对感觉异常、语言问题和吞咽障碍的缓解。由该案例启发，后续的开放性研究将 SCS 应用于多种运动障碍疾病。最近十几年，在 PD 动物模型上的研究结果使应用 SCS 治疗 PD 患者的案例报道与日俱增。

SCS 的治疗效果不仅是因为它在脊髓水平的电生理改变，更因为它还可能通过影响其上行的神经结构，来调整脑干和前脑水平的深部核团的结构功能，进而应用于多种基底神经节缺陷疾病。从结构上来讲，脊髓后角可以将感觉信息从躯体机械感受器上传至丘脑和感觉皮层，该感觉信号通路可能介导了 SCS 对大脑深部核团的远程效应。

一、脊髓电刺激治疗帕金森病研究

PD 是一种常见的神经元退行性变性疾病，其主要病因是多巴胺能黑质纹状体通路（nigrostriatal pathway）神经元退化所引起的基底神经节功能异常。PD 目前没有可以治愈的方法，临床治疗方法主要包括多巴胺替代药物治疗和脑深部电刺激（DBS）手术。药物治疗通常能够极大地缓解患者的运动症状和非运动症状，但其疗效随时间递减，且容易出现严重的远期运动并发症；DBS手术（靶点为 STN/GPi）不但可以治疗 PD 运动症状，还能控制药物长期治疗所出现的运动并发症，提高患者的生活质量。但当疾病进展到中晚期，患者很可能会逐渐出现语言、吞咽障碍、姿势不稳定和步态障碍等轴性症状，而药物和 DBS 疗法对于这些轴性症状疗效欠佳,或者无法维持长期疗效。因此,探索对 PD 更加有效的治疗方法,尤其是更好改善 PD 轴性症状的治疗方法是当前 PD 临床研究的热点。

(一) 动物研究

2009 年,Fuentes 等人在两种 PD 小鼠模型的上胸段脊髓后角硬膜外植入双极电极。他们评估了该手术干预在急性 α- 甲基对酪氨酸[一种酪氨酸羟化酶(tyrosine hydroxylase,TH)抑制剂,可用于诱导多巴胺耗竭]注射前后的治疗效果。结果显示,SCS 可以显著改善运动功能,尤其在 300Hz 高频刺激下,改善程度可达基线评分的 26 倍。与此同时,他们用假手术或三叉神经刺激作为对照,结果发现小鼠运动功能没有改善。另外,研究还发现小鼠皮层和纹状体的局部场电位和神经元发放模式在刺激时发生了变化,这些神经元活动变成了更类似于其自发运动时所观测到的状态。研究者认为,这可能是因为 SCS 诱发了大脑的自发运动状态。他们同样在一种帕金森病大鼠模型,6- 羟基多巴胺(6-hydroxydopamine,6-OHDA)损伤大鼠上进行了研究。结果显示,SCS 同样改善了大鼠的运动能力。

而在另外一项研究中,高胸段 SCS 不仅改善了 PD 大鼠模型的运动功能(包括姿势和步态),还缓解了其严重的体重减轻症状。该研究还发现,与未接受手术的 6-OHDA 损伤大鼠相比,接受 SCS 治疗的 6-OHDA 损伤大鼠在纹状体和黑质致密部上的 TH 免疫活动及 TH 水平皆显著保留。这提示 SCS 可能具有神经保护作用,且很可能与提高神经营养因子的产生或传递有关。

除此之外,Fuentes 等人还研究了高胸段 SCS 在 PD 狨猴模型(该模型通过 6-OHDA 诱导,损伤其单侧或双侧的内侧前脑束)中的刺激效果。结果发现,SCS 可以缓解帕金森病症状,并且调节不同大脑结构(主要在丘脑腹外侧核、丘脑腹后外侧核以及丘脑底核)的神经元发放比率。另外,帕金森病病理性电活动—beta 频段振荡活动,也仅在 SCS 开机时减少。

因此,SCS 很有可能是通过上行感觉通路来调节运动障碍的。对 PD 的机制研究推测,PD 患者纹状体传出直接通路和间接通路之间的失衡可能抑制了脑干和丘脑 - 皮层通路,而这进一步使得皮层 - 基底神经节环路的神经元激活产生异常的同步化,从而使大脑皮层处于一种抑制自发运动的停滞状态。而 SCS 可以诱导后角神经元兴奋,增加皮层和丘脑的输出,从而激活丘脑 - 皮层通路,使皮层 - 基底神经节环路去同步化。

(二) 临床研究

基于在动物研究上的可靠结果,SCS 治疗 PD 的临床研究也逐步推进。

2010 年,Thevathasan 等人对 2 名 PD 患者进行了高颈段 SCS,并应用双盲交叉设计研究了刺激频率对患者运动功能的疗效,术后 10 天的随访结果显示不同频率(130Hz 和 300Hz)的 SCS 在 UPDRS(统一帕金森病综合评分量表)评分和 10 米行走上均无改善作用。

但后续案例报道的结果与其不相一致。Fénelon 等人回顾了一例应用 SCS 治疗 13 年之久的案例。该患者起初接受 SCS 来治疗其下肢的病理性疼痛,但在术后 8 年被诊断为 PD。随访的即时测试显示,SCS(低胸段 T9~T10,130Hz 高频刺激)可以改善患者药物关期的 UPDRS 评分,改善程度高达 50%,并且主要是对震颤的改善。另有一名应用 SCS 治疗颈部和上肢神经病理性疼痛的患者,术后 2 年随访发现,SCS(颈段 C2~C4,40Hz 低频刺激)可以改善患者的 UPDRS-Ⅲ评分,降低其 10 米行走时间。之后,Landi 等人报道了一例案例为一名 65 岁的 STN-DBS 术后 PD 患者,该患者进行 SCS 手术(低胸段 T9~T10,30Hz 低频刺激)以治疗下肢疼痛。术后 16 个月随访结果显示,患者的 10 米行走时间减少 20%,行走时动作协调性改善,但 UPDRS-Ⅲ评分和稳定性无改变。除此以外,一项包含 15 名患者的研究同样显示,SCS(胸段 T7~T12,5~20Hz 低频刺激)可以改善患者的主要运动功能和行走能力,提高生活质量。

导致研究矛盾或分歧的主要原因,首先是在于这些研究报道均为小样本开放性研究,在患者选择、研究条件和研究方法上均不一致;研究在患者的疾病特征和病史上存在诸多混杂因素,包括患者其他病史,左旋多巴药物反应等;研究方案(如随访时间不同)及评估方法(如不同的步态测试)的差异,使对结果的解释变得困难;刺激参数和刺激脊髓节段的不同使研究结果之间无法横向比较等。其次,上述案例大多是用 SCS 来治疗疼痛而非 PD,因此研究结果中的运动症状改善是来源于患者疼痛的改善,还是 PD 症状的真实改善尚未可知。

因此,最近的两项研究更加严谨地控制了混杂因素,排除了疼痛缓解的可能影响,从而得以探索不同刺激参数对于 PD 患者步态障碍的疗效。2017年,共 4 名患者由于在 STN-DBS 术后出现严重步态障碍,接受了高胸段 T2~T4 的 SCS 手术。研究应用了主观和客观的步态测量方法进行评估,随访 6 个月。结果发现,SCS(300Hz 高频刺激)可以显著改善患者的步态(步态测试改善 50%~65%)和运动功能(UPDRS 评分改善 35%~55%)、提高生活质量(生活质量量表评分改善 40%~60%)。后续对照研究显示,患者的步态仅在 300Hz 高频刺激下得到改善,而在假刺激和 60Hz 低频刺激下无显著变化。而紧接着在 2018 年发表的一项前瞻性结果显示,低胸段(T8~T10)的 SCS 可显著提高 PD 患者的步幅和步速、减少起坐时间、改善冻结步态。该研究通过交叉设计研究不同刺激参数组合对 PD 患者不同障碍的影响,发现高脉宽(300~400μs)结合较低频率(30~130Hz)的 SCS 对步态障碍同样具有治疗效果。尽管由于两项研究刺激脊髓节段不同，样本量较小，以及测量方法不同，其研究结果仍有待后续大样本、长期随访的双盲对照研究进一步验证，然而这两项研究为 SCS 应用于 PD 运动症状和步态障碍治疗提供了更加坚实的证据，大力促进了该领域的临床研究。

二、小结

SCS 已被广泛认为可用于治疗多种神经疾病。在 19 世纪 70 年代到 80 年代间，SCS 开始用于治疗神经病理性疼痛，并得到大量临床研究的验证。后续，SCS 又被应用于治疗多种运动障碍疾病，包括肌张力障碍、MS 和共济失调等。而近些年，研究者开始将 SCS 应用于治疗 PD，可以有效改善 PD 患者的腰背部疼痛以及伴发的步态障碍或姿势异常。然而，SCS 治疗不伴有疼痛的步态障碍的研究仍然缺乏高质量证据，无法排除疼痛缓解影响和安慰剂效应等混杂因素。因此，SCS 对 PD 等运动障碍疾病的临床疗效，仍有待大型双盲对照研究进一步确定。

（王林斌）

第四节　帕金森病的聚焦超声治疗

一、磁共振引导下聚焦超声的历史

超声生物学作用的最早报道出现于 1928 年，当时 Harvey 和 Loomis 报道高强度、高频超声使活体生物组织发生改变。随着超声技术的发展以及超声对细胞、组织作用的更多理解，如破坏机制、阈值以及组织的传播性，人们已经认识到超声的治疗价值。1942 年，Lynn 等报道了最早的聚焦超声在非颅骨的侵入性毁损研究。自 20 世纪 50 年代起，有多项研究关于使用聚焦超声在脑深部形成局部热毁损。由于这些毁损灶的组织表现与既往热毁损比较相似而且不用开颅，他们预计经颅超声会应用于临床领域。

随着医学影像技术学的不断发展，尤其是兼容磁共振的相控阵换能器的发展，重新燃起了大家对经颅聚焦超声的兴趣。聚焦超声因其超声波强度的高低应用的方向有所不同。高强度的聚焦超声可以提高组织的温度、热凝脑组织。1992 年，Cline 等首先采用磁共振引导和监视聚焦超声治疗以保障治疗疗效和安全性，其优势在于完全无创、无须住院治疗、无须麻醉、无离子辐射。2000 年以来，磁共振引导下聚焦超声发展迅速，广泛应用于子宫肌瘤 / 腺肌病、前列腺疾病、骨肿瘤、乳腺肿瘤、功能性神经疾病等领域，在多个国家和地区获得临床应用资质。2020 年 3 月国家药品监督管理局

（NMPA）分别批准了聚焦超声在治疗特发性震颤和震颤为主型的帕金森病的应用。

低频低强度的 FUS 可用于调节神经元的活动；在注射微泡对比剂的辅助下，中等强度的聚焦超声可以短时间增加血脑屏障（blood brain barrier, BBB）的通透性。聚焦超声局部性破坏 BBB，从而使药物通过，有针对性地对大脑的特定部位病变进行系统性药物治疗，这对颅内肿瘤的药物治疗意义重大。利用 FUS 的上述特点可将其应用到神经系统疾病的治疗。

二、磁共振引导下聚焦超声治疗帕金森病的机制

聚焦超声消融的基本原理：首先是热效应，即超声波在组织传递过程中不断失去能量从而导致组织内温度增加。有研究表明，组织温度大于 57℃超过 1 秒即会产生不可逆损伤。而超声聚焦的特性使得仅靶区温度升高到组织坏死的程度，以达到热消融目的，而超声通路上的组织不会受到损伤，这也是聚焦超声能做到无创治疗的理论依据。其次是机械效应，即在超声作用下组织细胞高频震动，从而使组织损伤。第三是空化效应，即超声在自发形成或自然出现微气泡的液体或液体样材料中所致的活动。

聚焦超声的热消融机制在治疗帕金森病的应用中有很重要的意义。作为一种无创技术，磁共振引导的聚焦超声治疗的每个步骤都需要图像引导：①精确靶向定位，包括靶点和周围解剖定义的解剖学成像；②热成像，验证消融前的焦点坐标，并监测温度，以确保足够的热量只提供给治疗区域；③治疗前后成像，以验证消融范围和疗效。只有满足以上所有条件，才能进行完整和安全的治疗，目前只有 MR 才能实现。MR 能够提供高组织分辨率的三维图像，实现靶点的精准定位。MR 测温序列能够实时监测靶区温度变化以确保疗效。治疗前后的 MR 增强扫描能很好地验证消融范围和疗效。

三、磁共振引导下聚焦超声治疗系统

当前应用最多的经颅聚焦超声设备主体由一个直径 30cm 的线圈头盔和 1 024 个超声波换能器原件组成。利用 CT 骨图像和 MR 图像可以测量颅骨几何形状引起的超声波的传播路径。整个治疗过程在 MR 检查舱内完成。现有的聚焦超声系统应用 1 024 个半球相控阵换能器，操作频率为 650kHz（见图 5-2）。头部与头盔之间充满 15℃的电离无气泡水，使超声波有效输出。在治疗过程中，颅骨因吸收大量的能量而升温，其下方硬脑膜的温度也相应提高，可能导致患者出现头痛、恶心等症状。而头部与头盔间的水不断在颅骨周围循环流动，可以降低颅骨的温度。此外，聚焦超声还融合磁共振成像热图技

术,具有在治疗过程中根据实时靶点温度信息反馈的能力,从而更加精准地控制整个治疗过程。

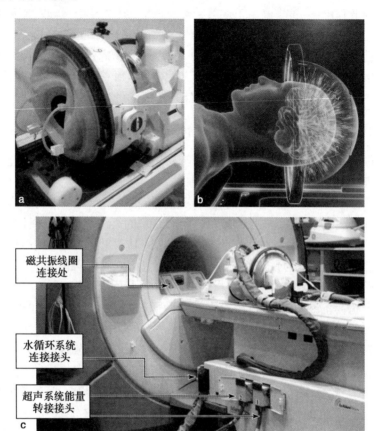

图 5-2 磁共振引导下聚焦超声治疗系统(MRgFUS)

a:带超声换能器的头盔 b:超声作用模式图 c:治疗系统与核磁共振仪连接图示

图中标注:磁共振线圈连接处;水循环系统连接接头;超声系统能量转接接头

四、病例选择标准

(一)适应证

1. 临床确诊的帕金森病,且以震颤为主型(Tremor Dominated,TD)的帕金森病。排除非典型或帕金森综合征(路易体痴呆、血管性帕金森综合征、进行性核上性麻痹、多系统萎缩或其他神经系统疾患)。

2. 年龄大于或等于 20 岁的患者。

3. 本研究入选的患者在药物治疗(药物开期)状态下 TD/PIGD 比值为 ≥1.5,根据 UPDRS 公式进行计算(见表 5-1)。

表 5-1　UPDRS 公式

UPDRS 震颤评分（TD）		UPDRS 姿势/步态（PIGD）	
Part Ⅱ, #16		Part Ⅱ, #13	
Part Ⅲ, #20	FLC	Part Ⅱ, #14	
	RUE	Part Ⅱ, #15	
	LUE		
	RLE	Part Ⅲ, #29	
	RUE		
Part Ⅲ, #21	RUE	Part Ⅲ, #30	
	LUE		
平均震颤评分（sum/8）=		平均姿态/步态评分（sum/5）=	

震颤评分（　）/姿态步态评分（　）=（　）

注：TD/PIGD 的比值≥1.5 被定义为 TDPD。TD/PIGD 包括比值≤1.0 的、1.5<比值>1 被认为是混合类型。

4. 通过药物治疗（开期）在 UPDRS-Ⅲ 问题 #20 中，手/臂静止性震颤的严重程度评分≥3，或者通过问题 #21，姿势/动作性震颤评分≥2。

5. 尽管予以医学治疗，因 PD 震颤导致重大残疾的临床震颤评定量表［Clinical Rating Scale for Tremor, CRST 的残疾分项中第 16～23 项下任一项的 CRST 评分≥2 分（讲话、除液体之外的喂食、向口腔内输送液体、卫生、穿衣、写作、工作和社会活动）］。

6. 当已经进行最佳医学治疗或用于 PD 的其他主要症状（运动迟缓、身体僵硬等）不能耐受时，震颤仍然是致残性的。

7. 丘脑必须在 MRI 上明显可见，以便于测量大脑前联合和后联合之间的连线间接靶向 Vim 核。

8. 患者神志、精神状态能配合在治疗过程中于其他人沟通。

（二）禁忌证

1. 临床合并症不稳定（如冠状动脉疾病、活动性感染、显著的皮质下动脉硬化性脑病、其他致残性脑血管疾病、恶性肿瘤和预期寿命降低的相关器官衰竭等）。

2. 严重的精神病或神经行为障碍（如原发性精神病、不受控制的双相情感障碍、严重或耐药性抑郁症、精神活性物质滥用和严重人格障碍等）。

3. 痴呆。

4. 对于 MR 成像有禁忌的患者，如非 MRI 兼容的植入金属设备、尺寸限制等。

5. 目前存在导致异常出血和/或凝血功能障碍的患者,包括在治疗前一周内使用抗凝药物或抗血小板药物,或在治疗前一月内使用了增加出血风险的药物(如贝伐单抗)。

6. 颅内出血病史、脑血管疾病史(多发性脑血管疾病或过去六个月内发生的脑血管疾病)。

7. 不能够或不愿意忍受在治疗期间长期处于仰卧位的患者。

五、磁共振引导下聚焦超声治疗流程

仔细为患者剃头,检查头皮存在的疤痕或治疗日之前任何其他损害。在固定头颅前,再次剃头预防热损伤。大体治疗过程步骤如下(图5-3)。

1. 患者头颅置于 MR 兼容的立体定向框架中(类似于立体定向放射手术的头颅固定)。

2. 患者仰卧位,头颈部位于聚焦超声治疗台。

3. 在治疗位将包含换能器组件的半球头盔置于患者头部(这应当根据术前成像的测量完成)。

4. 橡胶隔膜黏附于患者头部和换能器使超声换能器和头皮之间的声波耦合。

5. 制动系统防护患者头部,使患者头部和超声换能器之间保持固定位置。

6. 获得定位扫描(快 T1)和 T2 快速自旋回波(T2 fast spin echo,T2-FSE)MR 扫描进一步精确换能器相对于靶点区域的局部位点。

7. 然后,橡胶隔膜内侧面以无气水完全填充,避免换能器和头皮之间的空气气泡(整个手术保持持续主动循环、排气、冷却水,避免不必要的头皮和颅骨加热)。

8. 将获得一系列 MR 影像来识别靶区,计划实际治疗:

(1)至少在 2 个方向检测 T2 加权像:轴位和矢状位。

(2)还可能获取其他 MR 影像序列。

9. 治疗前 MRI 和 CT 影像数据集登记于前面步骤获得的 T2 加权 MR 影像。术前 MR 影像融合有助于准确描绘靶区,确定安全的超声路径:

(1)获得 CT 数据的融合以计算相位校正值,从而校正颅骨异常并识别颅内钙化。

(2)确定头皮疤痕以保证超声束避开这些特定区域。

10. 治疗师确定治疗体积和计划。工作站自动计算超声治疗量,系统生成每个目标位置局部位点所必需的相位和波幅校正(每个超声治疗点)。

11. 靶区中心点以低剂量超声治疗定位,使用亚致死能级确认 MR 影像

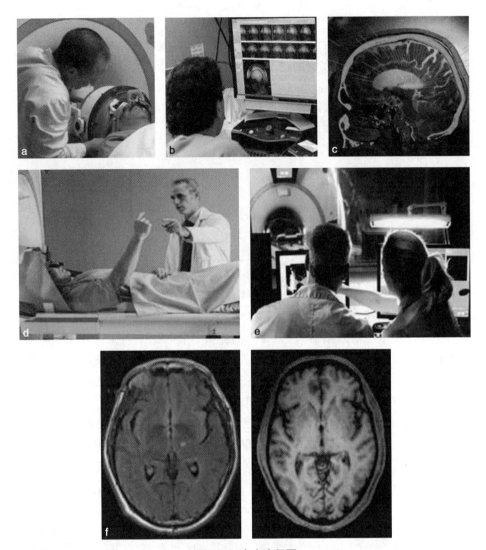

图 5-3　治疗流程图

a：患者准备　b：立体定向计划　c：MR 解剖结构监测　d：测试及患者反馈　e：疗效评估　f：治疗后 MR 图像

的定位精确性。按需调整局部位点的位置和 / 或换能器位置；

12. 为提高手术安全性和减少部分固有的热毁损脑组织风险：

（1）聚焦超声治疗是在清醒患者的设计靶向体积内以小功率递增的一系列超声治疗。

（2）患者在每次超声治疗期间和之后由临床团队检测神经系统体征和症状。

（3）永久性热毁损之前以低能量开始超声治疗。低能量超声非破坏性地加热靶点。这一加热可由 MR 温度测量捕获，MR 温度测量实时呈现给治疗师。然后医生证实加热在解剖靶点中央。这就明确永久性热毁损中心在正确的位置。

（4）递增局部超声滴定在直径 5mm 的靶点中心持续至 60℃，或直至副作用由被试报告或被临床团队观察到。

13. 聚焦超声治疗后，获取一系列 MR 影像以评估治疗效果。

六、疗效与副作用

Vim 毁损术治疗 PD 震颤已经过长期临床验证，Vim 是一个较为可靠的治疗靶点。神经电生理研究表明，通过高频电刺激抑制 Vim 神经元放电，可抑制患者的震颤症状。以 Vim 为靶点，射频消融或脑深部电刺激手术均能可靠地控制 PD 的震颤症状。鉴于应用聚焦超声治疗行 Vim 消融治疗特发性震颤的效果可靠，应用单侧 Vim 靶点行聚焦超声治疗治疗 PD 的震颤症状成为了新的焦点。2018 年，一项研究报道了 9 例应用聚焦超声治疗的 PD 患者，均以单侧 Vim 核团为靶点，术后 1 个月 UPDRS 运动评分由（24.9±8.0）分下降至（16.4±11.1）分，术后 6 个月下降至（13.4±9.2）分。另一项纳入 40 例受试者的随机对照研究中，治疗组 UPDRS 运动评分从基线期的 19.9 下降到了治疗后四月的 9.9 分，再次验证了 Vim 消融术对 TDPD 的治疗效果良好。目前已报道的应用聚焦超声治疗 TDPD 的多项 RCT 研究均已证实在短期内疗效显著，短期疗效与 DBS 手术疗效相同。

虽然超声技术已明显进步克服了许多既往问题，颅骨过热仍然可能足以破坏颅骨和 / 或邻近软组织。应计算超声治疗时间以保持颅骨温度低于危险水平，而且在进行其他任何加热前至少冷却颅骨 10 分钟，为其恢复正常温度提供时间。沿途至靶点的组织（头皮、硬脑膜、蛛网膜）和邻近靶点的大脑组织也会出现加热至组织破坏或发生烧伤的程度。这种加热可直接由不恰当的治疗定位、皮肤表面的不规则、太接近皮肤或颅骨的组织治疗体积造成，或是过分加热导致表面烧伤。

聚焦超声治疗最常见的不良反应为短暂头晕、恶心、头痛，可能与超声能量传递有关，多数程度轻微，并不需要特殊处理。Vim 靶点聚焦超声治疗的患者术后最常见的不良反应是头皮或舌尖麻木，但感觉异常程度轻微，并不影响患者的生命质量；有研究报道出现治疗侧肢体力量减弱，但很快恢复正常，考虑可能为消融灶水肿累及内囊后肢所致，提示在治疗过程中一定要注意避免靶点过度靠外侧，而累及内囊后肢产生不可逆的肌力下降。

七、聚焦超声治疗和帕金森病其他外科疗法相比的优势

作为非侵入性、非电离的 MR 引导手术，并能实时成像和热反馈，聚焦超声治疗具有多项优势。治疗可利用 MRI 和 MR 温度测量实时监测，这就允许快速确认定位过程，能够分别精确进行热毁损并快速评价。

与立体定向放射手术不同，聚焦超声治疗没有使用电离辐射，起效迅速，也无需承担辐射导致肿瘤发生的风险。

聚焦超声手术与射频毁损不同，是非侵入性的，无需头皮切开、无钻孔、无电极穿刺大脑。因此，聚焦超声降低了出血并发症的风险，而这种非侵入性手术还排除了感染并发症的风险。

与 DBS 治疗相比，没有植入硬件，无需顾虑外源性电磁噪声干扰，不必长期程控随访，无需周期性更换电池。对于伴有出凝血功能障碍，或者因为反复感染或者发生硬件相关并发症而无法进行 DBS 治疗的患者，聚焦超声手术意味着给患者更简单的治疗计划，将节省数小时 DBS 设备管理和更换的临床时间。

八、前景和展望

聚焦超声在神经系统疾病应用的范围非常广泛。除特发性震颤、帕金森病等运动障碍性疾病外，在神经病理性疼痛、强迫症、癫痫、阿尔茨海默病、脑血管血栓性疾病、脑室系统疾病及神经调控方面，聚焦超声的应用均有开创性研究。

较低频率的聚焦超声可实现无创、瞬时、可重复性的开放 BBB，同时还能避免高频超声对周围组织造成的损伤。对于阿尔茨海默病，已有动物实验表明，低频超声聚焦可通过减少模型鼠的 β 样淀粉蛋白进而改善其认知。国外学者报道，首次采用聚焦超声开放血脑屏障治疗阿尔茨海默病，结果显示术后所有患者的血脑屏障均成功开放，且 β 样淀粉蛋白正电子发射断层成像对比剂的摄取量均下降。也有报道，首次采用聚焦超声开放血脑屏障治疗胶质母细胞瘤，其中 92.4% 的患者血脑屏障被成功开放。低频聚焦超声除可开放 BBB、引起大脑局部微环境变化外，还能诱导神经调控作用。在对癫痫的实验研究中发现，低频聚焦超声可通过降低大鼠脑脊液中 γ- 氨基丁酸水平而抑制癫痫活动，并提高诱发运动行为和触觉活动能力。

综上所述，聚焦超声治疗系统具有精准、无创的特点，在特发性震颤（ET）、PD、神经性疼痛、强迫症及开放血脑屏障治疗中枢神经系统疾病等领域，具有一定临床价值。

（哈力木热提·帕尔哈提）

第五节 帕金森病的干细胞和基因治疗

PD 是一种以中脑黑质致密部多巴胺能神经元缺失和广泛细胞内 α- 突触核蛋白堆积形成包涵体为主要病理特征的慢性神经退行性变性疾病。除多巴胺能神经元的进行性丢失以外，α- 突触核蛋白的异常堆积也常累及脑干部的胆碱能、单胺能等神经递质环路。PD 患者临床上主要表现为以动作迟缓、静止性震颤和僵直为特征的运动症状以及自主神经功能障碍、睡眠障碍、情绪障碍、认知功能障碍等非运动症状。左旋多巴（levodopa, L-dopa）为主的多巴胺能药物替代治疗和 DBS 为主的手术治疗是控制 PD 运动症状、改善患者生存质量的常用治疗方法，但目前临床常规疗法均无法有效阻断 PD 的疾病进展。近年来，干细胞疗法和基因治疗因其在逆转或阻断多巴胺能神经元进行性丢失方面的潜在能力而日益受到重视。由于 PD 主要运动症状的病理生理学基础与中脑多巴胺能神经元缺失密切相关，具体神经环路的异常主要表现为黑质 - 纹状体多巴胺能通路功能减弱所导致的皮质 - 纹状体 - 丘脑 - 皮质环路（cortico-striatal-thalamo-cortical circuit）直接通路减弱、间接通路活动增强（详见本书相关章节）。因此，针对中脑黑质致密部多巴胺能神经元进行细胞替代治疗或基因治疗，在理论上能阻断或延缓 PD 的疾病进展。本节将具体对细胞替代疗法特别是干细胞疗法（stem cell therapy）以及基因治疗（gene therapy）在 PD 方面的研究进展作具体的阐述。

一、干细胞疗法治疗帕金森病

干细胞（stem cell）指原始且未特化的细胞，是未充分分化、具有再生各种组织器官潜在能力的一类细胞。对于哺乳动物而言，干细胞可分为成体干细胞（adult stem cell）和胚胎干细胞（embryonic stem cell, ESC）。成体干细胞是指存在于一种已经分化组织中的未分化细胞，能够自我更新并且能够特化形成组成该类型组织的细胞。间充质干细胞（mesenchymal stem cell, MSC）是成体干细胞的一种，广泛存在于人体多种组织中，如骨髓、外周血、脐血、胎肝、胎盘等。胚胎干细胞取自囊胚里的内细胞团，拥有分化为三个胚层的细胞的潜能，即在一般情况下能分化形成除了胎盘之外的所有胚胎结构。

此外，诱导性多能干细胞（induced pluripotent stem cell, iPSC）是一类特殊的干细胞，一种由哺乳动物成体细胞经多种手段转入转录因子脱分化而形成的多能干细胞，与胚胎干细胞具有相似的再生能力，理论上可分化为成体的所有组织和器官。

根据干细胞的来源不同，目前干细胞移植治疗帕金森病的临床探索主要分为异体移植和自体移植。其中,异体移植的常见细胞来源为人类胎儿中脑组织和胚胎干细胞;自体移植的细胞来源主要为人类诱导性多能干细胞和间充质干细胞。

(一)胚胎组织移植治疗帕金森病

黑质致密部(A9 区)的多巴胺能神经元起源于中脑腹侧部的神经前体细胞。早期动物模型研究表明,颅内移植胎鼠多巴胺能神经组织和肾上腺嗜铬细胞组织,均能改善 PD 模型大鼠的帕金森病样症状。类似的研究结果在非人灵长类动物模型中也被先后报道。考虑到自体肾上腺髓质移植相比于异体中脑组织移植,移植组织的获取相对便利且无排异问题,Backlund 等人在 1985 年报道了对 4 例 PD 患者进行单侧尾状核内自体肾上腺髓质组织移植的研究,但疗效欠佳。此后,一些多中心长期随访研究也提示,肾上腺髓质组织的颅内移植治疗 PD 的临床疗效并不明显,且存在较高的术后并发症发生率和死亡率。事实上,诸如肾上腺髓质组织等的非中脑腹侧神经元前体组织移植与神经元前体组织移植相比,移植后细胞存活率和移植细胞多巴胺释放能力指标方面并无确切支持证据。

异体胚胎腹侧中脑组织移植的临床研究方面,Madrazo 等人在 1987 年首次发表了一例接受单侧尾状核内胎儿黑质组织移植的帕金森病个案报道。此后,Hitchcock 等人、Lindvall 等人、Freed 等人先后发表了胚胎 / 胎儿腹侧中脑组织移植治疗 PD 的小样本、开放标签的短期和长期随访研究。在体神经影像学研究和尸脑组织学研究均证实,胚胎腹侧中脑组织移植到帕金森病患者纹状体后,能长期持续存活,并在功能整合后重新支配失神经的纹状体,恢复黑质纹状体通路内的多巴胺释放,控制患者的运动症状。

基于早期的开放标签、小样本研究结果,Freed 等人在 2001 年报道了胚胎中脑组织移植治疗 PD 的随机双盲对照研究。该研究共纳入 40 例严重 PD 患者,按 1∶1 的比例随机接受双侧壳核内胚胎中脑组织移植或假手术,术后患者并未接受免疫抑制治疗。一年随访节点结果显示,尽管神经影像学和尸脑组织学研究均证实移植组织的功能性完整,但移植组患者的帕金森病症状的主观评分和统一帕金森病综合评分量表运动评分改善与假手术组并无显著差异。进一步分层分析显示,仅年轻患者能从胚胎中脑组织移植中获益。术后并发症方面,15% 接受移植的患者术后出现了移植物诱导型异动症。同一患者队列的开放标签的长期随访研究则显示 UPDRS 评分较术前有明显改善。

另一项随机双盲对照研究纳入 34 例 PD 患者,所有患者均接受了术后六个月的免疫抑制治疗。与此前 Freed 等人研究相似,术后 2 年随访节点时,尽管移植物的功能性完整,但手术组患者的 UPDRS 评分改善程度较对照组并无显著差异。此外,56% 的手术组患者出现严重的异动症。但值得注意的是，术前运动症状严重程度较轻的、接受单侧 4 个胚胎量移植物的患者术后 UPDRS 评分改善，优于接受单侧 1 个胚胎量移植物的患者和对照组患者，提示胚胎组织移植量可能是影响胚胎中脑组织移植术后疗效的因素之一。

需要指出的是，患者入排标准、胚胎组织移植量、术后免疫抑制剂的使用等因素均可能导致现有研究结果间的异质性：年轻患者、较好的术前 L-dopa 反应性、无明显认知障碍、多巴胺神经元信号丢失局限于壳核、足够的移植物量等因素被认为与 PD 多巴胺能神经元组织移植术后的良好预后相关。

基于众多开放标签研究和以上两项随机对照研究，由欧洲十余个团队共同参与的前瞻性观察性队列研究和开放标签的前瞻性病例对照研究"TRANSEURO"研究（NCT01898390）于 2012 年正式启动。该研究由两部分组成，前瞻性观察性队列纳入原发性帕金森病患者进行一年两次、为期三年的帕金森病临床和影像学评估；前瞻性病例对照研究则纳入接受双侧壳核内、分步胚胎中脑组织移植的帕金森病患者以及与其年龄和疾病严重程度相匹配的观察性队列中的患者。主要研究终点为：术后三年随访节点药物关期下的 UPDRS 运动评分改善程度。该研究项目明确了手术组患者的入排标准，特别是对于手术年龄、病程、L-dopa 反应性、术前影像学检查多巴胺信号缺失范围等方面作了详细阐述；也对移植物量、提取和保存方法、注射点位等做了明确规定，为后续类似临床研究提供了参考。该研究中的前瞻性病例对照研究最后共有 11 例患者接受了双侧胚胎多巴胺能神经元组织移植手术，后续随访研究仍在开展。

（二）多能干细胞移植治疗帕金森病

如前所述，多能干细胞（pluripotent stem cell，PSC）具有分化形成除了胎盘之外的所有胚胎结构的潜能。在无血清条件下的培养时，多能干细胞很容易分化为神经外胚层。因此，应用多能干细胞相对更容易获得脑区和神经递质特异性的神经元类型。目前，已有较为成熟的诱导分化手段将人类多能干细胞诱导分化为中脑多巴胺能神经元，极大地促进了相关临床前研究、细胞制备商业化和临床研究的开展。

多能干细胞源性神经元前体组织移植在动物研究中显示，分化形成的多巴胺能神经元在模型动物大脑相应区域可以长期存活，功能性完整，并能改善模型动物的相关帕金森病样症状。多能干细胞源性神经元前体组织和胚胎腹侧中脑组织在移植后的细胞功能活性相当。此外，移植物在动物模型中并未表现出肿瘤样或不受限制增殖的生物学特性。以上临床前研究表明，多能干细胞源性的神经元前体组织移植的安全性和有效性。鉴于篇幅的限制，笔者在此不做赘述。

临床转化研究方面，Madrazo 等人报道了运用异体胚胎干细胞源性神经前体细胞双侧壳核内移植治疗 PD 的单中心小样本队列研究（ISRCTN39104513）。该研究共纳入 8 例患者，其中 7 例完成了 4 年随访。治疗后一年的影像学检查显示中脑多巴胺能神经元活动有所增强，但无统计学意义。术后运动症状改善随着随访时间增加略有减退，但与术前基线相比仍有改善。该研究未观察到严重不良事件。

此外，包括美国、欧洲、中国、日本在内的世界多个国家和地区也相继开展多能干细胞源性神经元前体组织移植治疗 PD 的临床试验项目，如 STEM-PD（日本）、NYSTEM（美国）项目等。其中 2017 年，世界首批基于配型开展的 PSC 分化细胞临床移植研究在郑州大学附属第一医院启动，其中，人 ESC 源性神经前体细胞治疗帕金森病项目（NCT03119636）也同期启动。2018 年，世界首个人类 iPSC 源性神经元前体组织移植项目（UMIN000033564，JMA-IIA00384）于日本京都启动，I 期临床试验计划纳入 7 例患者。

PD 干细胞治疗的传统给药方式为立体定向或开放手术下将干细胞药物直接注射至目标脑区。然而，有部分注册临床研究选用了经鼻给药或外周静脉给药的方式，但相关临床研究结果尚无报道。这些非侵入性给药方法的临床安全性和有效性有待阐明。

（三）干细胞疗法治疗帕金森病的前景和挑战

近年来，广受关注的多能干细胞源性的神经元前体组织移植较胚胎中脑组织移植具有以下几项优势：第一，在可获得性方面，干细胞源性移植细胞仅需在实验室制备，而胚胎中脑组织需从终止妊娠胚胎中及时获取，且很难短时间内获得足量的移植组织（一般情况下一侧大脑需移植至少 3 个胚胎量的腹侧中脑组织）；第二，标准化制备方面，胚胎中脑组织移植物的个体差异性不可避免，包括胚胎龄、细胞量、细胞活性等指标，而干细胞源性移植细胞的标准化制备技术已经比较成熟，在细胞数量与活性、细胞浓度等方面可实现标准化；第三，移植组织保存方面，干细胞源性移植细胞可以低温保存，从而为利用相同细胞系研究移植物的安全性和有效性提供了可能；第四，移植物纯度方面，该指标与细胞替代疗法的安全性和有效性密切相关。移植物纯度不足将直接影响疗效；而含有多能干细胞或其他增殖细胞将直接影响该疗法的安全性。与胚胎中脑组织移植物相比，干细胞源性移植物的同质性更高。

多能干细胞诱导分化技术的标准化将极大地促进相关基础和临床研究的开展，增加不同研究结果间的可比性。此外，包括日本、欧洲、中国、美国等在内的多个国家和地区也正在构建人诱导性多能干细胞库。但干细胞源性移植物的相关临床试验起步较晚，安全性和有效性数据尚缺。术后管理包括免疫抑制剂的使用方面尚缺乏相关经验。此外，需要指出的是，应用细胞替代疗法治疗帕金森病存在无法回避的伦理问题。这一点在利用异体胚胎中脑组织移植和异体干细胞源性组织移植上尤为明显。而运用自体成体干细胞或诱导性多能干细胞源性组织移植则能较好地规避这一问题。

综上,现代医学运用干细胞疗法治疗帕金森病拥有较长的历史,异体胚胎非中脑组织和胚胎腹侧中脑组织移植是人类对于细胞替代疗法治疗 PD 的初步探索,而多能干细胞源性神经元前体组织移植,特别是自体诱导性多能干细胞技术,是细胞替代疗法治疗 PD 的未来。

二、基因疗法治疗帕金森病

基因疗法是利用分子生物学方法将目的基因导入患者体内,并表达目的基因产物,以实现缓解或治愈疾病的一种治疗手段。搭载目的基因的介质被称为载体。PD 的基因治疗中最常用的载体为腺相关病毒(adeno-associated virus, AAV)和慢病毒(lentivirus, LV)。其中, AAV 是一类无自主复制、无被膜的二十面体微小病毒,为非整合型单链 DNA 病毒,具有免疫原性低、宿主细胞范围广、体内表达基因时间长、扩散能力强等特点,目前广泛应用于基因治疗相关临床前和临床研究。其中在中枢神经系统中研究最多的 AAV 血清型是血清型 1、2、5、8、9 和重组人 10。血清型的有效性取决于大脑区域、物种和靶向细胞类型。在帕金森病的基因治疗中,AAV 血清型 2(AAV2)是现有文献报道运用最多的血清型。LV 属于逆转录病毒科的单链 RNA 病毒,免疫原性低。临床级的 LV 无致病性且无复制能力,LV 的趋向性和转导宿主类型取决于使用的包膜蛋白。

PD 的特征性病理改变为:中脑黑质致密部多巴胺能神经元内, α- 突触核蛋白堆积包涵体形成所致的神经元进行性丢失。基因治疗旨在通过将目的基因导入该区域或其下游脑区,达到延缓多巴胺能神经元丢失和 / 或纠正局部神经环路神经递质失衡,逆转、阻断或延缓 PD 疾病进展以及控制临床症状的目的。根据导入的目的基因的类型,大致的治疗策略可分为保护多巴胺能神经元、降低丘脑底核过度兴奋性神经输出和促进多巴胺合成三类(图 5-4)。

(一)神经营养因子基因治疗策略

神经营养因子基因治疗的主要目的在于保护黑质纹状体通路残存的多巴胺能神经元,防止或延缓其死亡。研究表明,神经营养因子(neurotrophic factor, NTF)、胶质细胞源性神经营养因子(glial cell line-derived neurotrophic factor, GDNF)、脑源性神经营养因子(brain derived neurotrophic factor, BDNF)、转化生长因子 α(transforming growth factor-α, TGF-α)、血小板源性生长因子(platelet-derived growth factor, PDGF)等均对多巴胺神经元有营养保护作用。以 GDNF 和 NTF 研究最多,且均进入临床研究阶段。

GDNF 作为中脑多巴胺能神经元的营养因子,具有支持胚胎多巴胺能神

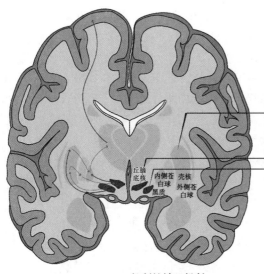

腺相关病毒-胶质细胞源性神经营养因子
腺相关病毒-神经铁蛋白
腺相关病毒-芳香族左旋氨基酸脱羧酶
慢病毒-芳香族左旋氨基酸脱羧酶-酪氨酸
羟化酶-三磷酸鸟苷环水解酶

腺相关病毒-谷氨酸脱羧酶
腺相关病毒-神经秩蛋白

丘脑底核　内侧苍白球　壳核　外侧苍白球　黑质

→ 抑制性神经投射
→ 兴奋性神经投射

图 5-4　基因药物与颅内注射靶点

经元发育、促进黑质 - 纹状体多巴胺通路再生的作用,是潜在的 PD 保护性治疗药物。早期运用 GDNF 治疗 PD 的临床研究多采用植入性颅内导管和微量泵技术,该技术能使者接受长期可调控的 GDNF 颅内注射治疗。研究发现,壳核内直接注射 GDNF 能有效改善 PD 患者 UPDRS 评分,但后续随机双盲对照研究中改用脑室内输注,疗效欠佳,可能是因为 GNDF 未达到壳核、黑质等目标脑区。

目前共有两项 GDNF 相关的基因药物 Ⅰ 期临床试验(NCT01621581,NCT04167540)开展。其中一项开放标签的 Ⅰ 期临床试验(NCT01621581)旨在运用术中实时磁共振,初步探究 AAV2-GDNF 双侧壳核注射治疗 PD 的安全性和有效性。该研究计划纳入 24 例中晚期 PD 患者,按剂量爬坡原则设四组递增剂量组。初步研究结果提示,13 例入组患者研究期间 UPDRS 评分稳定,影像学检查示目标脑区 18F-dopa 摄取增加,无药物相关严重并发症的发生。

神经秩蛋白(neurturin, NTN)是在结构上与 GDNF 同源的一种神经营养因子,两者共同构成转化生长因子 β(TGF-β)超家族一个亚家族。一项开放标签的 Ⅰ 期临床试验(NCT00252850)初步探究了 AAV2-NTN(CERE-120)双侧壳核内注射治疗 PD 的安全性和有效性。该研究共纳入 12 例患者,采用剂量爬坡,各有 6 例患者接受低剂量和高剂量药物注射。术后未记录到严重不良事件,药物关期下的一年随访节点 UPDRS 评分较术前改善 36%,但影像学检查并未观察到相应脑区的 18F-dopa 摄取增加。此后的Ⅱ期临床试验（NCT00400634）采用多中心、随机双盲对照设计，共纳入 58 例帕金森病患者，按 2∶1 的比例随机接受双侧壳核内 AAV2-NTN 注射或假手术。治疗后一年，相比于术前基线，手术组和对照组在药物关期下 UPDRS 评分变化上无明显差异。但在治疗后 18 个月，治疗组 UPDRS 评分改善显著优于对照组，提示 NTN 基因治疗起效缓慢。并发症方面，手术组有 13 例出现严重不良事件，对照组 4 例，研究者认为可能与手术操作有关。

上述临床试验的组织学研究则提示，壳核与黑质间的神经元轴突受损，导致 NTN 无法逆向转运至黑质区神经元胞体，可能是疗效欠佳的原因之一。因此，另一项开放标签的Ⅰ期临床试验（NCT00985517）采用了双侧壳核联合黑质内注射 AAV2-NTN（CERE-120）的手术方式。该研究共纳入 6 例患者，采用分步手术完成双靶点注射，其中壳核内注射剂量分为低剂量（与 NCT00400634 所用剂量相同）和高剂量组（约 4 倍于低剂量组）。黑质内注射采用单针道、双注射位点设计，壳核内注射则采用前额入路的三针道设计，以最大程度覆盖目标脑区。治疗后两年间无严重不良事件，药物关期下的 UPDRS 评分明显改善。此后的Ⅱ期临床试验（NCT00985517）采用多中心、随机双盲对照设计，24 例患者接受了双侧壳核联合黑质内注射 AAV2-NTN（CERE-120），27 例接受了假手术，手术组和对照组各有 23 例和 24 例患者完成后续随访研究。但在术后 15 至 24 个月随访节点，手术组的药物关期下 UPDRS 评分改善略优于对照组，但无统计学差异。此外，短期和长期随访数据均提示 AAV2-NTN 的安全性良好。

（二）γ- 氨基丁酸合成关键酶替代基因治疗策略

PD 患者中，黑质致密部多巴胺能神经元进行性丢失，导致下游脑区神经递质失衡和神经环路异常，具体表现为基底节直接通路的抑制性输出减弱和间接通路的兴奋性输出增加，从而导致内侧苍白球和黑质网状部等输出性核团的抑制性神经冲动增强，引起运动迟缓、僵直等帕金森病运动症状。目前临床广泛应用 STN-DBS 调控基底节神经环路。高频电刺激能有效抑制 STN 神经元对于基底节输出性核团的过度兴奋性输出，减少输出性核团的抑制性神经冲动，达到控制运动症状的效果。因此，应用基因治疗提高 STN 局部抑制性神经递质的浓度，有望获得与高频 STN-DBS 相似的治疗效果。

γ- 氨基丁酸是脑内主要的抑制性神经递质，其合成的关键酶为谷氨酸脱羧酶（glutamic acid decarboxylase，GAD）。Kaplitt 等人于 2007 年报道了立体定向单侧 STN AAV-GAD 注射治疗帕金森病的Ⅰ期临床试验（NCT00195143），研究共纳入 12 例患者，采用剂量爬坡设计和双针道、双位点注射（STN 中央和背侧），术后 1 年随访节点药物关期和药物开期的 UPDRS

评分均显著改善,同侧丘脑代谢活动显著降低。在围手术期内未出现治疗相关不良事件。同一团队于 2011 年报道了运用 AAV2-GAD 治疗 PD 的 II 期临床试验研究(NCT00643890)。本研究为随机双盲对照试验,共纳入 45 例患者,其中 22 例接受了双侧 STN AAV2-GAD 注射,单侧剂量采用 I 期临床试验中的最高剂量,另外 23 例接受假手术。治疗后 6 个月,治疗组的 UPDRS 评分较对照组略有改善但差异无统计学意义。术后一年随访节点的开放标签结果显示,手术组的 UPDRS 评分、异动症等指标改善显著优于对照组。此外,值得注意的是,术前前额叶(prefrontal cortex)代谢基线水平越高,预后越好,提示术前认知功能的保留程度可能是 AAV-GAD 疗效的重要影响因素。AAV-GAD 的临床试验研究表明该方法相对安全,还需后续研究,进一步探讨 AAV-GAD 治疗帕金森病的长期疗效和副作用,以及比较该方法与传统 STN-DBS 疗效的差异。

(三)多巴胺合成关键酶替代基因治疗策略

多巴胺的生物合成可大致分为以下两步:首先,酪氨酸在酪氨酸羟化酶(tyrosine hydroxylase, TH)的催化下生成 L-dopa,该反应中 TH 需要四氢生物喋呤作为辅助因子,后者生物合成的主要限速酶是 GTP 环化水解酶 1(GTP cyclohydrolase-1, GCH1);而后,L-dopa 在芳香族左旋氨基酸脱羧酶(aromatic L-amino acid decarboxylase, AADC)的作用下最终生成多巴胺。上述提到的 TH、GCH1 和 AADC 均为多巴胺生物合成过程中的关键酶。帕金森病患者的黑质致密部多巴胺能神经元进行性丢失,导致合成多巴胺的能力显著下降。关键酶替代基因治疗,则能利用注射位点(通常为壳核)神经元表达足够的多巴胺,提高下游脑区的多巴胺浓度,从而改善患者的症状,减少口服药物剂量,预防或推迟药物诱导的运动并发症的发生,减轻运动并发症的严重程度。

1. **AADC 基因治疗**　国际上首个运用 AAV2-hAADC 治疗 PD 的 I 期临床试验(NCT00229736)结果于 2008 年和 2009 年发表。该研究共纳入 10 例中晚期 PD 患者,按剂量爬坡原则(两个剂量)接受双侧、共四个针道的壳核后部 AAV2-hAADC 注射。AADC 示踪成像显示 AADC 表达增加:其中低剂量组增加 30%,高剂量组增加 75%。术后 6 月随访节点患者的 UPDRS 评分改善约 30%,但有 3 例患者出现了可能与手术操作相关的颅内出血。在对该患者队列的长期随访中发现,AADC 在术后 4 年仍能持续稳定表达,但药物关期和开期下的 UPDRS 评分在术后 12 个月后均呈现缓慢恶化的趋势,其中 4 例患者在后续随访中需接受 DBS 治疗。

为了实现基因药物在颅内注射过程中的实时监测,同一研究团队近期发表了运用术中实时磁共振成像技术的 AAV2-AADC(商品名 VY-AADC01)I 期临床试验(NCT01973543)。该研究共纳入 15 例中期 PD 患者,分为 3 组,采用剂量爬坡分别给予低、中、高三组病毒剂量和磁共振造影剂钆特醇的混合物,实现双侧壳核内注射的术中实时监测。低、中、高剂量分别实现了对壳核的 21%、34% 和 42% 的覆盖,术后 6 个月随访节点的 AADC 表达较术前分别增加 13%、56% 和 79%,术后 12 个月的药物开期下 UPDRS 评分分别改善 −1.8%、9.6% 和 6.8%。3 年长期随访研究进一步证实了 VY-AADC01 治疗 PD 的安全性和有效性。

运用 VX-AADC01 治疗 PD 的另一项 I 期临床试验(NCT03065192)计划招募 16 例 PD 患者接受更高剂量(两倍于首次 I 期临床试验的最高剂量)的病毒注射,采用术中磁共振实时监测下的双侧单针道枕后入路,探究与传统额叶入路相比对壳核的注射药物覆盖率。相对应 II 期临床试验 RESTORE-1(NCT03562494)也正在进行,将采用随机双盲对照试验进一步探究 VX-AADC02 双侧单针道枕后入路壳核注射治疗晚期 PD 的安全性和有效性。

另一项运用 AAV2-AADC 治疗帕金森的 I 期临床试验共纳入 6 例 PD 患者,手术方法与前述临床试验类似。术后 6 个月随访节点,AADC 示踪成像显示 AADC 表达较术前增加 56%,患者的 UPDRS 评分较术前基线改善 46%。在围手术期内未出现治疗相关不良事件。

2. TH,GCH1,AADC 基因联合治疗 如前所述,TH、GCH1 和 AADC 是多巴胺生物合成的关键酶,但受限于载体容量,AAV 载体无法同时转导这三种酶。而慢病毒容量更大,能携带更大、更复杂的基因组,并且具有整合目的基因到宿主基因组的能力而使产物稳定长期表达。临床前研究显示,运用慢病毒同时转导 TH、GCH1 和 AADC 能显著改善模型动物的帕金森病样症状。ProSavin 是一款使用慢病毒为载体的 TH-GCH1-AADC 联合基因治疗药物。ProSavin 通过使用自失活的载体结构等设计,最大程度地降低基因整合过程中发生突变的风险。该药物的 I/II 期临床试验(NCT00627588,NCT01856439)共纳入 15 例中晚期帕金森病患者,按剂量爬坡接受低(3 例)、中(6 例)、高(6 例)剂量双侧壳核药物注射,前 6 例患者采用 5 针道注射,改进手术方法后,其余 12 例采用 3 针道注射方式并提高了注射速度。术后 1 年随访节点,患者药物关期下的 UPDRS 评分较术前基线有显著改善,药物开期下的异动症和开关现象是最常见的并发症,未发生严重不良事件。五年长期随访数据进一步证实了 ProSavin 的安全性,8 例患者药物关期下的 UPDRS 评分较术前基线仍有改善。此外有 8 例患者先后接受了 DBS 手术治疗。

另一项采用慢病毒为载体、TH-GCH1-AADC 联合基因治疗药物(OXB-102,AXO-Lenti-PD)I/II 期临床试验 SUNRISE-PD(NCT03720418)目前也正在进行中。

3. TH 和 GCH1 基因联合治疗 TH-GCH1 是另一种组合酶基因治疗策

略。但目前相关文献报道尚处于临床前研究阶段,故在此不做过多阐述。

(四)靶向帕金森病相关突变基因的基因治疗

大量研究表明,某些基因位点的突变与 PD 的发病风险密切相关,例如 *SNCA*、*LRRK2*、*PINK1*、*GBA* 等。而基因治疗或能用正常的基因补偿突变的基因,或能使功能异常的致病基因失活 / 激活,故理论上此类遗传性 PD 可能更适合接受基因治疗。在众多基因疗法治疗遗传性 PD 的尝试中,针对 *LRRK2* 和 *GBA* 的基因治疗已进入临床研究阶段。

LRRK2 突变是 PD 最常见的单基因突变,其致病性突变增加了 *LRRK2* 的活性,相关功能改变涉及多个细胞运输通路、线粒体功能、免疫和小胶质细胞反应等。基因药物 BIIB094 是 *LRRK2* 基因的反义寡核苷酸,是一种能靶向 RNA 转录的小 DNA 序列。该药物可通过与靶 mRNA 结合,阻断异常蛋白的翻译或诱导其降解来降低突变基因的表达。一项多中心、随机双盲对照的 I 期临床试验 REASON(NCT03976349)旨在探究 BIIB094 鞘内注射治疗 PD 的安全性和有效性,明确该药物的药代动力学特征。该研究同时对有明确 *LRRK2* 突变、无明确 *LRRK2* 突变和无明确基因突变的 PD 患者开放,目前处于患者招募阶段。DNL201 是另一类可口服给药的 *LRRK2* 抑制剂,其 I b 期临床试验(NCT03710707)已经完成。根据相关报道,该药物能有效抑制 *LRRK2* 50% 的活性,且耐受性较好。

GBA1 能将葡萄糖脑苷脂水解为神经酰胺被机体所利用,*GBA1* 的缺乏可促进 α- 突触核蛋白聚集和积累,*GBA1* 突变是 PD 和路易体痴呆最常见的遗传危险因素之一,增加 PD 的患病风险。一项多中心、随机对照 I / IIa 期临床试验 PROPEL(NCT04127578)旨在探究 AAV9-GBA1(PR001)药物枕大池内注射治疗 *GBA1* 突变型 PD 的安全性和有效性。拟纳入 12 例患者随机接受基因药物治疗或假手术,随访 5 年。目前处于患者招募阶段。

(五)基因治疗帕金森病的前景和挑战

PD 的基因治疗技术在近十年来发展迅速。数十项临床试验的先后开展和新技术的出现,使研究者能不断优化治疗流程,在保证药物安全性的同时提升临床疗效。

目前,腺相关病毒和慢病毒是运用最广泛的 PD 基因药物载体,大量的临床前研究和临床试验均证实两种病毒载体在治疗神经系统退行性变性疾病方面的相对安全性。靶向脑区方面,除 *GAD* 基因药物治疗选用 STN 作为注射脑区外,绝大部分研究选用壳核作为靶向脑区。壳核内神经元接受病毒转导的目的基因后,表达相应的酶或神经营养因子,提高基底节环路内的多巴胺浓度。壳核位于背侧丘脑的腹侧,长轴大致呈前后走行。现有文献报道表明,基因治疗术后疗效与基因药物和目标脑区的覆盖率以及药物中病毒载体滴度关系密切。为了达到较高的壳核覆盖率，传统的前额入路立体定向注射技术需要设计至少两个针道才能对壳核进行较好的覆盖；而采用后顶枕入路，针道能与壳核的解剖位置相适应，可实现单针道下良好的药液覆盖率，降低多次穿刺潜在的颅内出血风险。药液病毒载体滴度方面，大部分Ⅰ期临床研究均采用剂量爬坡的试验设计，结果提示，较高的病毒滴度通常能达到更好的目的基因表达。此外，注射过程中的注射速率、注射压力、药液扩散和药液反流也是影响基因治疗安全性和有效性的重要因素之一。早期研究出于安全性的考虑，常采用较粗的颅内穿刺针、较低的注射速率和较小的注射体积，延长手术时间的同时可能导致药液覆盖率不足，直接影响疗效。随着抗反流导管和对流增强给药技术（convection-enhanced delivery）的研发、术中磁共振实时监测的应用以及临床研究证据的积累，在保证安全性的前提下，研究者能通过更短的手术时间做到更高的药物覆盖率。

中晚期 PD 患者通常是基因治疗等实验性侵入性疗法的研究对象。然而，不同的基因治疗策略适合的患者群体也存在差异。例如，中晚期 PD 患者黑质致密部的多巴胺能神经元退变程度严重，在此基础上，神经营养因子相关的基因治疗的获益可能十分有限。故此类患者可能更适合接受 AADC 单酶或多酶联合的酶替代治疗。但需要注意的是，中晚期 PD 患者因长期使用多巴胺能药物，易合并冲动控制障碍、多巴胺失调综合征等黑质纹状体通路以外的其他多巴胺能通路异常。此种情况下给予酶替代治疗需十分谨慎。相反地，对于较早期的 PD 患者，黑质纹状体通路的多巴胺能神经元储备尚在，此阶段给予神经营养因子相关的基因治疗可能获益更大。但此类治疗策略的瓶颈在于 PD 的早期精确诊断和鉴别诊断。

立体定向手术是目前 PD 基因治疗最常用的手术方式，能精确地将基因药物送入目标脑区，不受血脑屏障的影响。但毕竟是一种侵入性的治疗方式，故 PD 基因治疗对术者和给药环境有着极高的要求。探索新的基因药物载体、非侵入性给药方式（例如静脉、经鼻等）和避免系统性给药潜在的脱靶效应也是未来基因疗法的方向之一。

（林正钰）

第六章

帕金森病中医识症论治策略

PD 是一种终身疾病，病程较长，病情处于一种动态变化之中，不同时期患者的状况不同，病因病机和临床表现都可能发生相应的变化。现代中医对 PD 的临床治疗多以辨证论治为主，证型之间并没有严格的界限，因此临证应该以动态的眼光来看待病程、病情与证候之间的关系，分型、分阶段论治 PD。这一论治策略可以给临床医生提供执简驭繁、纲领性的依据。作者根据相关文献和自己的临床经验，认为 PD 的治疗可以运动症状和非运动症状为纲，以分型、分阶段为目来展开。

第一节　帕金森病运动功能障碍的治法与方药

按现代医学的概念，PD 可根据运动症状分为震颤型（tremor-dominant，TD）、僵直少动型（akinetic-rigid，AR）、姿势不稳 - 步态障碍型（PIGD）、混合型（mixed）。PD 患者运动功能障碍最常见的为 TD 型与 AR 型。这种分型方法，主要是根据专家经验或者根据 UPDRS 中震颤项目及轴性症状项目（言语、面部表情、姿势、步态和姿势不稳）得分分布进行分型，不同类型的阶段性治疗各不相同。中医药治疗可贯穿于全程。

一、震颤型

PD 患者中震颤型数量较僵直少动型为多，且容易合并更多非运动症状。多因年老体虚、情志过极、饮食不节、劳逸失当等因素，导致肝、脾、肾三脏受损而发生病变。病理性质总属本虚标实，其中肝脾肾亏损，脏腑功能失调为本；风、瘀、痰、毒互结，蕴塞脑窍为标。虚实兼夹转化，诸邪胶着，损伤脑窍，害及泥丸（中脑），导致本病缠绵难治。

（一）震颤型 PD 的治疗思路

震颤型 PD 病程漫长、病机复杂、证候交错，在临床上很难截然划分。根据其病程长短、病机变化和证候特点，临床上可将震颤型 PD 分成三期来论治。其中早期以肝肾阴虚、虚风内动为主，中期以气阴两虚、风火痰瘀为主，晚期以阴阳两虚、毒邪入络为主。

1. 早期　早期震颤型 PD 是指已经出现 PD 症状，但时间较短，症状较轻，或以非运动症状为主，一般对社交、生活和工作影响较小，属于改良Hoehn-Yahr分级1.5级以下者。

年老体虚，脏腑气血亏虚，或情志过激，或饮食不当，或感受外邪等，致肝肾亏虚，无以滋养肝木，肝风内动，振摇不已，震颤由生。肝肾不足，阴精亏虚，则髓海不得濡养，水不涵木，阴虚风动，扰动筋脉。患者易出现睡眠障碍，如失眠；感觉障碍，如嗅觉减退、便秘等；精神抑郁，有轻度认知功能障碍等非运动症状。在治疗上，现代医学提倡应首先使用其他抗PD药物，减少左旋多巴类药物的使用，即"多巴节省策略"。中医学宜早期干预，积极诊治，常可取得满意的疗效，其与早期减少左旋多巴类药物使用的观点异曲同工。虽然PD早期以肝肾阴虚、虚风内动为主，但病情发展过程中常会掺杂着血瘀。临床可选用补虚养阴药物，如西洋参、山萸肉、山药、枸杞、续断、熟地等，以及活血化瘀药物，如当归、丹参、川芎、鬼箭羽、赤芍等。

2. 中期　中期震颤型PD是指PD症状和体征逐渐加重，属于改良Hoehn-Yahr分级的2～3级者。

随着疾病的发展，患者正气不断受损，在肝肾阴虚的基础上累及于脾，本虚的表现逐渐加重，可见气阴两虚，标实可见风、火、痰、瘀日盛。久病伤气，气阴皆虚，最终导致患者震颤、运动迟缓、肌强直和姿势步态异常等运动功能失常症状，同时睡眠功能障碍、感觉功能障碍、认知功能障碍、情绪障碍等非运动症状日益加重，明显影响到患者的日常生活和社交活动，此时中西医结合是中期震颤型PD患者较好的治疗选择。左旋多巴类制剂在PD"蜜月期"，对运动功能失常症状有着较好的疗效，但是蜜月期之后，左旋多巴的副作用和耐药性日益严重，开始出现"剂末现象""开关现象"，进一步影响了PD患者的生活质量。而中医中药在缓解PD症状的同时，还可对西药有明显的减毒增效作用。对中期震颤型PD患者治疗宜选用益气养阴药物，如阿胶、龟甲、党参、西洋参、黄芪、鸡血藤、熟地、枸杞、续断等。初病在经，久病入络，因此也可同时选用搜剔经络、解毒药物，如全蝎、僵蚕、蜈蚣、水蛭、土鳖虫等；或活血通瘀的药物，如鬼箭羽、丹参、川芎等。

3. 晚期　晚期震颤型PD是指PD的临床症状已经严重，左旋多巴类制剂的疗效不足以维持患者的日常生活，属于改良Hoehn-Yahr分级3级以上者。

随着正邪消长变化，病情进一步发展，诸虚的表现更为突出，气阴亏虚进一步发展成阴阳两虚，导致气血阴阳俱虚。日久瘀而成毒，风、瘀、痰、毒互结，再加西药左旋多巴类制剂的毒副作用，病情进一步加重，脑窍壅塞，导致抑郁、焦虑、认知功能障碍、睡眠障碍、便秘等症状，患者出现慌张步态，开关现象明显，僵直甚至行走、穿衣、洗脸等日常活动都出现困难，严重影响患者的生活质量，极大地降低了患者对药物治疗和康复治疗的配合程度，提高了住院率,加重了医院的护理负担,给家庭和社会带来了沉重的经济负担。治宜选择多途径、综合治疗,从 PD 患者心理、康复、非运动症状的控制着手。药物治疗宜选用补虚扶正药物,如党参、黄芪、西洋参、阿胶、熟地、山萸肉、山药等;解毒散结药物,如全蝎、僵蚕、蜈蚣、鳖甲、龟甲、山慈菇等;破血逐瘀药物,如水蛭、穿山甲、川芎、鬼箭羽、土鳖虫等。

(二)震颤型 PD 的治疗基础方

震颤型 PD 病机复杂,任何仅用一法的治疗将失于偏颇,故治宜多法,综合调理。作者团队前期研究发现,震颤型 PD 阴虚动风证在临床上所占比例居各证型之首。在对古代医籍及现代文献充分挖掘的基础上,基于名老中医经验,根据长期的临床实践,提出"滋肾平肝,化痰活血,解毒散结"是治疗震颤型 PD 的基本治疗法则。并依据 PD 的病因病机,经多年临床反复验证,创立了治疗震颤型 PD 的中药基础复方——复方地黄方(颗粒)。

复方地黄方(颗粒)由熟地黄、白芍、钩藤、珍珠母、丹参、石菖蒲、全蝎等组成。方中熟地黄补益肝肾,填精生髓,滋阴养血,研究发现其具有抗氧化、促进造血、抗衰老效果、增强记忆、提高机体免疫力的作用。白芍养血敛阴、平抑肝阳,具有镇静催眠、抗惊厥、促进神经元生长存活等作用。钩藤、珍珠母平肝潜阳,定惊止颤,钩藤具有抗氧化、改善记忆、神经保护的作用;珍珠母具有镇静、抗氧化、调节免疫力、降低缺血脑组织的单个细胞趋化蛋白含量等作用。丹参养血活血化瘀,具有抗脑缺血再灌损伤、改善脑缺血时能量代谢障碍等作用。石菖蒲开窍豁痰,醒神益智,具有镇静、抗惊厥、兴奋中枢神经、抗衰老等作用。全蝎息风止痉,解毒散结,具有镇静镇痛、抗惊厥、抗癫痫、抗凝、促纤溶、抗血栓等作用。

临床试验证实,复方地黄方(颗粒)对 PD 有较好的治疗作用,能够改善 PD 患者的日常生活活动、运动功能及其并发症。现代研究表明,复方地黄方(颗粒)通过多途径、多靶点,作用于 PD 发病的多个环节,具有抗氧化应激、抗细胞凋亡,促进神经营养因子表达,降低化学合成药物的副作用,发挥其"增效减毒"的治疗作用。临床应用时,应根据患者症状、分期不同等,随证加减,可有效改善震颤型 PD 的临床症状、生活质量,延缓疾病进程。

二、僵直少动型

僵直少动型 PD 是继震颤型外最常见的类型,比混合型和震颤型有更明显和更广泛的脑生化异常,其认知能力更弱,预后更差。僵直少动 PD,多为虚实夹杂之疾。

(一)僵直少动型 PD 的治疗思路

僵直少动型 PD 病程长、病情更为严重,致残率更高。根据其病程长短、病机变化和证候特点,治疗上应将僵直少动型 PD 分成三期,早期以脾肾阳虚,瘀血内停为主,中期以脾肾肝三脏亏虚,风痰瘀毒为主,晚期以阴阳两虚为主。通过分阶段的辨证治疗,最大限度地改善患者的临床症状,提高患者的生活质量。

1. **早期** 早期僵直少动型 PD 是指已经出现僵直少动型 PD 症状,但时间较短,症状较轻,属于改良 Hoehn-Yahr 分级 1.5 级以下者。

脾肾为先后天之本,元阳、气血化生之源,患者年老体弱,脏腑功能渐衰,脾肾阳虚。又依阴阳互根之则,肝肾阴虚阳亢日久,可致阴损及阳,尤以脾肾阳气虚衰多见。脾肾阳虚则不能运化,气血不足,以致筋脉失于温煦濡养而致四肢无主,异动而生风,蠕眴振摇而失用。阳气虚衰,无力行血,久则气滞血瘀,瘀血内阻,血滞脉中,筋脉失养,则僵直少动。临床上,患者不仅易出现僵直、拘急、动作迟缓、步态慌张等运动症状,还容易出现失眠、便秘、精神抑郁等非运动症状。中药早期干预有助于减少左旋多巴类药物的使用,降低其毒副作用。临床多选用补虚养阳的药物,如党参、附子、黄芪、白术、肉苁蓉等,以及活血化瘀药物,如当归、丹参、川芎、鸡血藤、桃仁、赤芍、水蛭等。

2. **中期** 中期僵直少动型 PD 是指 PD 僵直少动症状和体征逐渐加重,属于改良 Hoehn-Yahr 分级的 2~3 级者。

随着疾病的发展,患者正气不断受损,年老精亏,脏气虚衰,肾亏髓减,脾肾阳虚的表现逐渐加重。病至中期,脏腑互损,脾肾肝三脏亏虚,脏腑功能失调,气血津液运行不畅,加之运化不利,内生实邪,其中以内风、瘀血、痰浊、蕴毒为主,互相影响,阻滞脑络,经脉不利,导致病情加重,病程绵延。此阶段患者的病理状态以风痰瘀毒互结为主,人体阳气进一步耗损,导致患者失眠、便秘、精神抑郁等非运动症状日益加重,出现运动迟缓、肌强直和姿势步态异常等运动功能失常症状,给患者的日常生活造成严重影响。此时宜采用中西医结合治疗。治疗宜选用补气温阳养阴药物,如阿胶、龟甲、党参、黄芪、熟地、枸杞、狗脊、续断、淫羊藿等;解毒散结药物,如僵蚕、蜈蚣、全蝎等;活血通瘀药物,如桃仁、红花、丹参、川芎、牡丹皮、当归、赤芍等。

3. **晚期** 晚期 PD 是指 PD 的临床症状已经严重,属于改良 Hoehn-Yahr 分级 3 级以上者。

随着 PD 病情的不断发展,患者脏腑虚衰的表现更加突出,以三脏不足,阴阳两虚为特点,标实为风、瘀、痰、毒互结。虚实交错,病情缠绵反复。患者见畏寒肢冷、失眠、情绪烦躁或抑郁、行动迟缓、便秘等症状并逐渐加重。治疗上也宜选择多途径、多方法、多手段的综合治疗,从 PD 患者情绪、饮食、起居等多方面着手控制。药物可选用祛风通络及补益阴阳的药物,如防风、川芎、青风藤、蝉蜕、肉苁蓉、益智仁、补骨脂、山茱萸、制黄精等。

（二）僵直少动型 PD 的治疗基础方

研究团队基于名老中医经验、对古代医籍及现代文献充分挖掘以及长期的临床实践，认为僵直少动型 PD 患者，脾肾阳虚、瘀血内停是始发机制，并贯穿全病程，提出了"温阳补肾，活血化瘀，蠲痰散结"是治疗僵直少动型 PD 的基本治疗法则，并研制了治疗方药芪脊舒僵方（颗粒）。

芪脊舒僵方（颗粒）由生黄芪、狗脊、桑寄生、桃仁、当归、鸡血藤、木瓜、威灵仙、广地龙、白芍、厚朴、炙甘草。方中生黄芪补肾益脾，活血生血，且善达皮腠，专通肌表，研究发现其具有抗炎、抗氧化、抗凋亡活性，保护多巴胺能神经元的作用；狗脊补肝肾、强腰膝、祛风湿，两药合用，共凑温阳补肾益脾，除痹化瘀之功。桑寄生补益肝肾，强筋骨，可通达经络，驱逐湿痹；当归养血滋肝，清风润木，白芍养血敛阴、柔肝止痛、平抑肝阳，现代药理研究发现白芍提取物芍药苷具有护肝、抗炎止痛、抗氧化、调节免疫力、调节保护神经系统的作用；当归、白芍养血，辅用炙甘草以酸甘化阴，补血柔肝、息风止痉。厚朴、威灵仙消痰化气，厚朴提取物厚朴酚，能通过改善神经元的炎症并抑制凋亡等方式发挥治疗帕金森病的作用。鸡血藤、桃仁、木瓜等之类补血化瘀，通络舒筋，地龙清热、止痉、通络。

临床试验证实芪脊舒僵方（颗粒）能够改善 PD 患者的日常生活活动、运动功能及其并发症。实验研究表明芪脊舒僵方（颗粒）具有抗氧化应激、抗细胞凋亡，促进神经营养因子表达，降低化学合成药物的副作用。临床可根据不同症状，随证加减，可有效改善震颤型 PD 的临床症状，延缓疾病进程。

第二节　帕金森病非运动症状的治法与方药

众所周知，PD 是以运动障碍为突出特征的神经系统退行性变性疾病，随着患者脑内、肠道、外周神经等部位异常的 α- 突触核蛋白聚积被发现，PD 已被认为是累及全身多个系统的疾病。除了人们熟知的运动症状以外，非运动症状不仅伴随着 PD 整个病程，且可早于运动症状之前出现，严重影响患者的生活质量。现就 PD 的非运动症状包括睡眠障碍、情绪障碍（抑郁、烦躁易怒）、认知障碍（健忘）、便秘、疼痛障碍、流涎等的治法与方药，浅析于下。

一、便秘

便秘可见于 PD 患者的各个阶段，是最常见的非运动症状之一，50%～80% 的 PD 患者存在便秘。据报道，便秘可先于运动症状 20 年出现，长期便秘患者可能有相对较高的风险发展为 PD。既往研究发现，便秘与 PD 的持续时间和严重程度相关，且随着 PD 的进展，便秘的频率和严重程度增加，严重影响患者的生活质量,甚至会诱发如肠梗阻、脑出血等严重的并发症。因此,对PD患者便秘的早期识别、治疗极为重要。

（一）病因病机

1. 中医病因病机　PD便秘与肝、脾、肾等脏腑功能有关。患者多为中老年,脏腑功能渐衰,肝血不足,肾精亏虚,加之久病耗气伤阴,气血虚衰,肠道失司,抑或热病伤阴,阴津枯涸,肠道失濡,导致大便秘结。PD便秘病理性质为本虚标实,本虚以肝脾肾亏虚为本,标实为风、火、痰、瘀,表现为气血两虚、气阴两虚、阴阳两虚等。

2. 西医病因病机　现代医学认为,肠神经系统在PD便秘的病理机制中扮演着重要角色:第一,多巴胺可调节胃肠运动,而PD患者肠神经系统中的多巴胺能神经元变性,可能是引起便秘的原因之一;第二,肠道菌群的改变与PD运动症状的类型相关。PD患者的肠道菌群失调,如乳酸菌减少,使其尿糖苷浓度过高,而发生便秘;第三,PD便秘的发生与左旋多巴剂量有关,与是否服用激动剂无关,胃肠功能障碍、泌尿功能障碍、睡眠障碍、嗅觉障碍等非运动症状在多巴胺治疗亚组的发生率更高。有研究认为多巴胺对结肠蠕动有迟缓作用;第四,PD便秘亦可能与不良的排便习惯、运动少、水摄入减少等有关。此外,PD患者兼有的其他疾病如高钙血症、低钾血症或者直肠炎、肿瘤也可引起便秘;除了治疗PD的药物,其他一些药物如阿片类药物、三环类抗抑郁药、抗精神病药物等,也可能是导致便秘发生的原因。

（二）临床治疗

对于PD便秘的临床治疗,需要充分考虑患者本身的特点,综合施治。PD便秘整个病程中的证型不断动态演变,临床应结合不同阶段的证型进行治疗。早期以肝肾阴虚、虚风内动为主;中期以气阴两虚为主;晚期以阴阳两虚为主。而在整个过程中,可能兼夹肝郁气结、湿热内阻,也应注意识别与辨证。

1. 肝肾阴虚、虚风内动证　PD早期,患者多属于肝肾阴虚、虚风内动、肝主疏泄、肾司二便、肝肾阴亏而致便秘。症状见大便干结,如羊屎状,形体消瘦、头摇肢颤、持物不稳、头晕耳鸣、两颧红赤、潮热盗汗、腰膝酸软、舌红少苔、脉细数。此类患者多属于肝肾阴虚,阴津枯涸,肠道失濡而便秘。治以补益肝肾,滋阴通便为主,可用一贯煎合六味地黄丸加减。药可选:北沙参9g、麦冬9g、当归9g、生地黄15g、枸杞子15g、川楝子6g、丹皮15g、山药10g、熟地12g、山萸肉10g。

2. 气阴两虚证　PD中期多属于气阴两虚。随着PD病情发展,人体正气进一步损伤,在肝肾阴虚的基础上可累及脾,气血阴液耗伤,而见气阴（血）两虚;标实可见风、血瘀、痰热日盛。患者久病体弱、脏腑亏耗、气血亏虚,致肠道失于推动、濡润,传导失司,则成便秘。症见大便不干,虽有便意但排便难,用力努挣则汗出气短、倦怠乏力、头晕目眩、面色无华、口唇色淡、头摇肢颤、持物乏力、舌淡苔白、脉细弱。治以益气养阴(血)、润肠通便为主，用补中益气汤合润肠丸加减治疗。药可选：黄芪 15g、人参(党参)10g、生白术 30g、炙甘草 10g、当归 10g、陈皮 6g、生地黄 15g、升麻 6g、火麻仁 9g、桃仁 12g。久病入络，可合用解毒散结药物，如全蝎、僵蚕、蜈蚣、鳖甲、龟甲等。若阴血已复，大便仍干燥，可选用五仁丸润肠通便。

3. **阴阳两虚、阳虚便秘**　PD 晚期或部分僵直少动型 PD 患者多属于阴阳两虚、阳虚便秘。此阶段 PD 患者虚证的表现更为明显，气阴(血)亏虚进一步发展出现阴阳两虚，导致气血阴阳俱虚。肾精亏耗则肠道干涩、肾阳不足、命门火衰，则阴寒凝结，糟粕内停而便秘。症见大便干或不干、小便清长、面白肢冷、腹中冷痛、腰膝酸冷、筋脉拘挛、四肢麻木、舌淡苔薄白、脉沉迟。治以温阳润肠通便为主，可用济川煎合温脾汤加减。药选用：当归 9g、牛膝 15g、肉苁蓉 15g、火麻仁 10g、枳壳 10g 等。若寒凝气滞，腹痛较甚，可加用肉桂、木香以温中行气止痛。

4. **肝气郁结证**　肝气郁结夹杂于 PD 患者整个疾病发展过程中。肝失条达、疏泄，气机郁滞不畅；另则 PD 患者多行动不便，常久坐少动，气机通降失常、大肠传导失职，而致大便秘结。治以疏肝理气、润肠通便为主，可用六磨汤为主加减治疗。药选用：槟榔 9g、沉香 6g、木香 9g、乌药 6g、大黄 6g、枳壳 10g。若情志郁结不畅者，可加用白芍、柴胡、合欢皮等疏肝解郁；郁结日久多伴有瘀血之象，可加用红花、赤芍、桃仁等。

5. **湿热内阻证**　湿热内阻也常见于 PD 疾病发展过程中。PD 患者偏食辛辣、肥甘厚味，导致肠胃湿热，大便干结。治以泻热导滞、润肠通便为主，可用麻子仁丸为主加减治疗。

二、睡眠障碍

睡眠障碍是 PD 最常见的非运动症状之一，睡眠障碍可以发生在 PD 的任何阶段，患病率随 PD 病程的增加而增加。PD 睡眠障碍，可分为失眠、异态睡眠、觉醒障碍、睡眠相关运动障碍、睡眠相关呼吸障碍等。本文主要讨论以失眠为主者，主要表现为睡眠时间、深度的不足，轻者入睡困难，或寐而不酣，时寐时醒，或醒后不能再寐，重则彻夜不寐。现代医学临床治疗大致可以分为综合干预和药物治疗。西药治疗常会造成患者的药物依赖性，并且伴随诸多的药物不良反应，限制了其在临床上的广泛应用。

中医药治疗 PD 失眠，不仅能显著改善 PD 患者的临床症状，且无成瘾依赖，作用持久，并能提高患者的生活质量、减少毒副作用，一定程度上延缓了 PD 疾病进展。

（一）病因病机

1. 中医病因病机　基本病机为心神失养，且与肝、脾、肾相关，病性为本虚标实，虚则筋脉肌肉失养，神无所依而不安，实则邪气内扰，扰动心神则不寐。

2. 西医病因病机　睡眠障碍的发病机制较为复杂。目前研究发现 PD 睡眠障碍的发病机制可能与铁代谢异常和炎性反应有关。去甲肾上腺素等神经递质可以参与调节睡眠 - 觉醒系统，而 PD 患者可以引起中枢神经系统的炎性反应，使得红核、蓝斑、基底节等处的神经元丢失，影响调节睡眠 - 觉醒系统神经递质的释放，导致患者出现睡眠障碍。有研究发现，睡眠障碍的 PD 组患者血清高敏 C 反应蛋白水平较对照组高，提示中枢系统炎性反应可能增加 PD 患者睡眠障碍发病率。

（二）临床治疗

对于 PD 睡眠障碍的临床治疗，应辨证为主，辨病、辨症为辅，三位一体，综合施治，方能效果满意而持久。辨证是辨当前的证型，主要是抓病理因素辨证；辨病是要考虑 PD 本身的情况，与其他病所致睡眠障碍并非相同；辨症是要考虑看似与 PD 睡眠无关的症状是否对失眠有影响，如 PD 患者肢体不适，则难以安寐。分型论治如下：

1. 肝肾不足，肝阳上亢　PD 早期，患者多属于肝肾阴虚、虚风内动，病理因素主抓"风、火"。症状可见失眠、夜间尖叫、肢体震动明显、眩晕耳鸣、腰膝酸软、面赤烦躁、容易激动，心情紧张时颤动加重，伴有肢体麻木、口苦而干、大便干、舌质红、苔黄厚腻、脉弦。此类患者多属于肝郁阳亢、化火生风、扰动筋脉、内扰心神而失眠。可用天麻钩藤饮合镇肝熄风汤加减治疗。药可选：天麻 15g、钩藤（后下）15g、香附 10g、生栀子 10g、黄芩 10g、石决明（先煎）20g、生龙骨（先煎）15g、生牡蛎（先煎）15g、生地黄 30g、枳壳 10g、当归 10g、白芍 20g、酸枣仁 15g、柏子仁 20g、僵蚕 10g、全蝎 6g、川牛膝 15g、怀牛膝 15g。临床加减治疗效果显著。

2. 痰热上扰，胃失和降　PD 早期、中期患者，可见痰热上扰、胃失和降，主抓"痰、热"。临证可见患者夜寐不实、寐中不自主四肢挥动、拳打脚踢、头摇不止、肢体震动、手不能持物、头晕目眩、胸脘痞闷、口苦口黏、甚则口吐痰涎、舌体胖大、有齿痕、舌质红、苔黄腻、脉弦滑数。此类患者多属于痰热内蕴、热极生风、筋脉失养、内扰心神而失眠。可用导痰汤合羚角钩藤汤加减治疗。药可选：钩藤（后下）15g、胆南星 10g、竹茹 15g、半夏 10g、黄芩 10g、川贝母 10g、菊花 10g、天麻 15g、生地黄 30g、当归 10g、白芍 20g、石菖蒲 10g、远志 15g、珍珠母（先煎）30g、石决明（先煎）20g、酸枣仁 15g、地龙 10g。

3. 气血亏虚，髓海不足　气血亏虚，髓海不足是 PD 晚期患者的主要病理特点,随着疾病标本消长变化,病情进一步发展,诸虚的表现突出,导致阴阳两虚,患者出现失眠、早醒、头摇肢颤、腰膝酸软、眩晕、耳鸣、表情淡漠、神疲乏力、动则气短、心悸健忘、舌体胖大、舌质淡红、苔薄白、脉沉细弱或细数。此类患者属于气血两虚,筋脉、脑髓失养。可用龟鹿二仙膏或人参养荣汤加减合大定风珠加减治疗。药可选:炙黄芪30g、熟地黄30g、枳壳10g、当归10g、白芍20g、麦冬15g、五味子15g、珍珠母(先煎)30g、鳖甲(先煎)15g、杜仲20g、川牛膝15g、怀牛膝15g。兼有血瘀者,可加水蛭粉、三七粉等。

4. 初病在经,久病入络　PD中期、晚期患者,多见失眠、夜间觉醒次数多、头痛、上肢不自主震颤、痛处较固定,刺痛为主,夜晚尤甚,舌质暗或暗紫、脉弦涩或弦细。此类患者病程较久,致使久病入络,络脉瘀阻,失眠、头痛等。临证当根据舌、症、脉的特点,辨证主抓"瘀滞"。可用通窍活血汤合大定风珠加减治疗。药可选:生地黄30g、柴胡10g、枳壳10g、麦冬15g、五味子15g、川芎10g、桃仁10g、延胡索15g、生牡蛎(先煎)15g、鳖甲(先煎)15g、白芷10g、细辛3g、杜仲20g、川牛膝15g、怀牛膝15g、水蛭粉(冲)3g。由于此证多伴有气滞的表现,临证时可合用柴胡疏肝散。

三、流涎

流涎是PD患者常见症状,发生率为70%～75%。部分PD患者在发病后数月至数年会出现流涎症状,但流涎并不是唾液分泌增多引起的,主要由吞咽功能受损和向前冲的姿势导致的。长时间流涎可导致口周炎,重者可致吐字不清,影响患者的生活质量及社交能力,增加吸入性肺炎的风险,甚至危及生命。目前,PD流涎尚无统一的诊断标准,也缺乏流涎治疗的相关证据。肉毒毒素唾液腺内局部注射可能是治疗流涎最为有效的方式之一,而此方式不仅会产生副作用,也不能根本解决流涎症状。

(一)病因病机

1. 中医病因病机　PD流涎与肝、脾、肾等脏腑密切相关。患者脏腑功能衰弱,肝脾肾亏虚,失于蒸腾、气化、收摄,水液代谢异常,导致流涎。PD流涎以脾气虚、肾阳虚为本,肝血不足为标,表现为脾胃虚寒、肝血亏虚、肾虚失摄等。

2. 西医病因病机　PD流涎的发病机制尚不清楚,但多项研究已证实PD患者的流涎与唾液过多无关。正常人每日唾液分泌量达1～1.5L,几乎都吞咽进入消化道,PD患者因口面部肌肉运动迟缓和咽喉吞咽相关肌肉运动障碍,均可造成吞咽减少而发生流涎。有研究表明,躯干前倾程度与流涎的发生及严重程度呈正相关,其原因可能是躯干的前倾状态更有利于口腔积聚的唾液流出,导致更重的流涎。近期有研究发现,有认知损害的PD患者流涎症发生率更高,故提出 PD 流涎新机制,口腔的自动吞咽减少,而影响口腔吞咽减少的因素为认知损害,认知损害可能是 PD 流涎症的机制之一。

(二)临床治疗

PD 患者出现流涎,多见于 PD 中晚期,证候变化多样。临床治疗要准确辨证,予以施治。PD 流涎主要有脾胃虚寒、肝血亏虚、肾虚失摄三种类型。

1. 脾胃虚寒证 患者久病,脏腑亏虚,脾不运化或功能减退,影响水液的代谢,产生水湿痰饮等病理产物,导致流涎。症状见肢体强急、动作迟缓、流涎色白、质稀、面色萎黄、神疲倦怠、畏寒怕冷、食少便溏、舌质淡、苔薄白、脉沉迟无力。治以补益脾气、温中摄涎为主,可用理中汤加减。药可选:党参15g、炙甘草 6g、吴茱萸 6g、白术 9g、干姜 9g、益智仁 10g 等。

2. 肝血亏虚证 PD 主病在肝,肝主藏血、疏泄、调畅气机。PD 患者多肝、脾亏虚。脾虚,气血生化乏源,肝藏血不足,体阴失养,疏泄失司,或患者久病情绪抑郁,致气机不畅,皆易生痰浊致口水多,出现流涎。症见:头摇肢颤、肢体拘挛、流涎色白质稠、量少、情志抑郁、肢麻肉瞤、皮肤瘙痒、面白无华、虚烦不寐、舌质淡、苔薄白、脉细或弱。治以养血柔肝,息风止涎为主,可用归芍地黄汤加减治疗。药可选:当归 12g、白芍 9g、生地黄 10g、牡丹皮12g、茯苓 15g、怀山药 9g、山茱萸 9g、泽泻 9g。

3. 肾虚失摄证 PD 流涎亦多涉及肾脏,肾主伏藏、司闭固封藏之职,藏精,唾又为肾之液。PD 患者肾阳虚衰、肾不化精、肾失摄纳、水液上泛,导致流涎。症见肢颤强直、涎液溢出难收、色白质稀、夜间明显、神呆善忘、腰膝酸软、遇劳更甚、畏寒肢冷、夜尿清长、舌质淡、苔薄白、脉沉细无力。治以补肾温阳、固精摄唾,可用肾气丸合缩泉丸加减治疗。药选用:生地黄 12g、山茱萸 6g、怀山药 6g、泽泻 3g、茯苓 3g、牡丹皮 3g、桂枝 6g、炮附子 6g、乌药 6g、益智仁 10g、海螵蛸 9g 等。

四、疼痛

PD 具有高度致残性,其中疼痛是 PD 非运动症状致残的原因之一。疼痛在 PD 患者中的发病率为 40%~85%,在 PD 病程的任意阶段均可出现。PD 疼痛主要表现为肌肉骨骼性疼痛、肌张力障碍相关性疼痛、神经根性疼痛、中枢性疼痛以及静坐不能等等,严重影响 PD 患者的生活质量。因此,对 PD 患者疼痛类型、阶段、程度的早期识别和治疗非常必要。目前常用的药物治疗主要有增加抗 PD 药物剂量、给予镇痛药或抗抑郁药等治疗,均效不佳,且给后续治疗带来一定的影响。

(一)病因病机

1. 中医病因病机 PD 疼痛属于中医"痛证",其病机多为"不通则痛""不荣则痛"。PD 患者多为本虚标实之疾,肝脾肾、气血亏虚为本,虚风内动,痰、火、瘀等实邪内生致病。肝脾肾虚、气血亏虚、运行不畅、筋脉失养,则不荣致痛;痰、火、瘀等实邪内袭,经气不利、血脉瘀阻,则不通致痛。

2. 西医病因病机　PD 疼痛的发生与内外侧痛觉传导通路的改变相关。目前 PD 伴发疼痛的病理生理机制尚未明确,但目前研究表明其与神经通路异常、神经递质变化和解剖结构的退行性改变有关。首先,最直接的相关通路是多巴胺能传导通路。多巴胺能通路是重要的抗伤害通路,在 PD 中有明显退化。失调的多巴胺能信号系统可能通过增强或减少伤害性信号的传播,对疼痛体验产生直接或间接影响。其次,血清素、谷氨酸、去甲肾上腺素等神经递质均在 PD 病理过程中有改变,这些改变通过参与生物学过程如神经炎症、氧化应激等影响痛觉的信号传导。再者,研究发现 PD 疼痛患者外周神经改变。PD 患者的皮肤活检发现表皮神经纤维密度下降、触觉小体减少、α- 突触核蛋白的沉积以及微小感觉神经的退化等多种改变,这些改变导致周围神经传导阻滞,影响疼痛信号的传递。

(二)临床治疗

PD 患者伴随疼痛可出现在疾病的任何阶段。依据其"不通则痛""不荣则痛"的病机,PD 伴疼痛的治疗主要围绕"荣、通"二字。PD 疼痛主要有肝肾阴虚、阳虚血瘀、痰湿内阻三种类型。

1. 肝肾阴虚证　患者多为中老年人,往往肝肾不足,加之劳欲过度、五志化火等因素进一步损伤阴精,致使肝肾阴精不足。阴血不足、筋失濡养、脑髓不充,引发震颤及疼痛。久病伤络、经脉阻塞、气血运行受到影响,导致僵直、疼痛。症状可见肢体震动、眩晕耳鸣、腰膝酸软、面赤烦躁、容易激动、心情紧张时颤动加重,伴有肢体麻木、全身疼痛不适、口苦而干、语言欠清、大便干、舌质红、苔黄厚腻、脉弦。治以滋补肝肾、益气养血,可用地黄饮子加减治疗。药可选熟地黄 15g、巴戟天 9g、山茱萸 12g、肉苁蓉 9g、当归 6g、天冬 9g、白芍 6g、生黄芪 9g。

2. 阳虚血瘀证　PD 患者脾肾阳虚,或肝肾不足,久之阳气虚衰,无力行血,筋脉失养;血行不畅、气滞血瘀、瘀血内阻、导致生风,引发颤动、僵直及疼痛。症状可见四肢微颤、肢体拘痉、头昏神疲、淡漠懒言、汗出畏寒、夜寐不安、食少便溏、小便频数清长、舌暗红、苔白、脉沉细迟。治以温补脾肾,逐瘀止痛,可用桂芍知母汤合桃红四物汤治疗。药选用:桂枝 9g、白芍 6g、知母 9g、当归 10g、熟地 9g、川芎 10g、桃仁 9g、红花 6g。

3. 痰湿内阻证　PD 患病日久,脏腑虚衰,脾虚尤甚。脾虚气弱,无力运化,痰湿内生,阻遏阳气,精气不濡,导致手足震颤;加之外寒侵袭或久居寒湿之地,肌肉濡渍,引发僵直、疼痛等。症状可见头部及四肢摇动颤动、颈直背僵、肢体强直、动作不柔,伴有胸闷脘痞、恶心呕吐、生痰流涎、舌体虚胖、舌苔白腻、脉弦滑。治以祛痰通络,息风定颤,可用导痰汤加减治疗。药选用:胆南星 15g、法半夏 15g、陈皮 10g、白茯苓 20g、瓜蒌仁 15g、枳实 15g、桔梗 15g、山栀子 9g、黄芩 9g、黄连 9g、甘草 15g。

五、痴呆

PD 痴呆是一种典型的 PD 晚期合并症,是较常见的一种致残性非运动症状。PD 痴呆的患病率超过 22%～48%,其对患者的生活自理能力、认知功能产生极大的影响,致使患者的生活质量急速下降,给家庭和社会增加负担。在疾病的终末期,约 80% 的 PD 患者合并痴呆,其将引起更高的病死率。大量研究表明,中医药在治疗 PD 痴呆的过程中发挥了较大优势,无论是单独中药治疗还是针药合用还是联合西药治疗,都是结合自身特点进行辨证论治、个体化治疗,其不但减少了毒副作用,而且提高了临床的整体疗效。

(一)病因病机

1. 中医病因病机 PD 痴呆属于中医"痴呆""健忘",其属本虚标实之疾,基本病机为肝肾亏虚、痰瘀阻窍。PD 患者多为高龄,五脏俱虚,以肝脾肾尤甚。肝肾精血不足、脑髓空虚、神机失用;脾虚失运、痰浊内生、阻于脉络,则血行不畅,瘀血痰浊痹阻清窍,脑髓无以充养,神机失用。加之疾病后期,痰浊瘀血日久,酿生浊毒、蒙蔽清阳,会加重痴呆。

2. 西医病因病机 PD 痴呆不同于普通的痴呆,其与 PD 的病理改变有一定的相关性。黑质多巴胺能神经元缺失作为 PD 最重要的病理性改变,通过直接或间接的方式影响了各种生物学过程。首先,多巴胺能神经元介导的额叶 - 纹状体功能缺陷引起了认知功能障碍及痴呆。其次,后头部皮质及边缘系统路易小体的形成,同样对 PD 痴呆的发生起着重要作用。皮质路易小体的形成及神经元营养障碍,被认为是 α- 突触核蛋白及泛素蛋白的特异性抗体发生了免疫组织化学反应所导致的。再者,PD 痴呆患者蓝斑神经元缺乏以及去甲肾上腺素耗竭亦会影响认知功能,提示去甲肾上腺能损害为 PD 痴呆可能的发病机制。最后,上行胆碱能通路的损害亦对 PD 痴呆的发生、发展有着不可或缺的作用。

(二)临床治疗

PD 痴呆多出现在疾病的晚期,痴呆之初多见于肾虚之象,随着病情进展,可见痰瘀渐盛。PD 痴呆治疗可采用分型论治,以肾虚为主型,重在补肾;以痰盛血瘀为主型,重在治痰化瘀。

1. 髓海不足证 患者多年迈体虚,或久病不复,导致肾虚精少、髓海不足、元神失养,而渐致痴呆。症状可见头摇肢颤、持物不稳、腰膝酸软、忘失前后、兴趣缺失、起居怠惰，或倦怠嗜卧；行走缓慢、动作笨拙、甚则振掉、腰胫酸软、齿枯发焦；脑转耳鸣、目无所见；舌瘦色淡、脉沉细。治以滋补肝肾、生精养髓，可用七福饮加减治疗。药可选熟地黄 15g、当归 10g、酸枣仁 10g、人参 10g、白术 8g、远志 8g、炙甘草 9g、肉苁蓉 9g、知母 6g、鹿角 6g、龟甲 9g、枸杞子 9g。

若伴有心烦、溲赤、舌红少苔、脉细而弦数，可合用六味地黄丸或左归丸。若伴有头晕、耳鸣、目眩或视物不清，加天麻、钩藤、珍珠母、煅牡蛎、菊花、生地黄。

2. **脾肾亏虚证**　患者年迈体虚、脾肾虚衰，加之饮食失节，损伤脾胃，不能化生气血精微，充养脑髓，引发痴呆。症状可见头摇肢颤、筋脉拘挛、畏寒肢冷、四肢麻木；迷惑善忘、兴趣缺失、反应迟钝、易惊善恐；食少纳呆或呃逆不食、口涎外溢、四肢不温；小便混浊、夜尿频多，或二便失禁；舌淡体胖大有齿痕，舌苔白或腻，脉弱、两尺尤甚。治以温补脾肾、养元安神，可用以还少丹加减治疗。药选用熟地黄 15g、山药 30g、牛膝 20g、枸杞子 15g、山萸肉 30g、茯苓 20g、杜仲 15g、远志 10g、五味子 20g、石菖蒲 10g、楮实子 30g、小茴香 9g、巴戟天 20g、肉苁蓉 30g。

若呃逆不食、口涎外溢，加炒白术、生黄芪、清半夏、炒麦芽；若夜尿频多，加菟丝子、蛇床子；若二便失禁，加益智仁、桑螵蛸。

3. **痰浊蒙窍证**　PD 患病日久，脏腑虚衰，此时脾虚尤甚。脾虚失运、痰浊内生、阻于脉络，脑髓无以充养，故神机失用，发为痴呆。患者症状可见头摇不止、肢麻震颤、多忘不慧、表情呆滞、迷路误事、不言不语；忽歌忽笑、洁秽不分、亲疏不辨、口吐痰涎、纳呆呕恶、体胖懒动；舌苔黏腻浊、脉弦而滑。治法以化痰开窍、醒神益智，可用洗心汤加减治疗。药选用人参 10g、茯神 15g、法半夏 15g、陈皮 9g、神曲 9g、甘草 3g、附子 3g、菖蒲 3g、生枣仁 15g。

若舌红苔黄腻，可加清心滚痰丸；若言语颠倒、歌笑不休，甚至反喜污秽，可改用转呆丹。

4. **瘀阻脑络证**　PD 患病日久，脾肾虚衰、脾不化生、气血不行、血滞脉中、脑髓失养，或血瘀阻脑窍，引发痴呆。症见四肢微颤、肢体拘痉、喜忘、神呆不慧或不语、反应迟钝、动作笨拙，或妄思离奇；头痛难愈、面色晦暗；舌紫瘀斑，脉细弦或沉迟。治以活血化瘀、通窍醒神，可用通窍活血汤加减治疗。药选用赤芍 10g、川芎 15g、桃仁 9g、全蝎（冲）6g、天麻 9g、三七粉（冲）6g。

若病久气血不足，加当归、生地黄、党参、黄芪；久病血瘀化热，加钩藤、菊花、夏枯草、竹茹。

六、焦虑抑郁

PD 伴发情绪障碍在临床上较为常见，其中最主要和常见的为抑郁和焦虑。抑郁和焦虑在 PD 病程中既可单见又可兼有，两者在 PD 各个阶段均可发生，其主要症状为情绪低落、烦躁易怒、多疑多虑等。PD 焦虑的发生率为 25%～40%，抑郁的发生率为 2.7%～90.0%。临床治疗 PD 时，往往将重点放在治疗 PD 运动功能损害上，而忽略了 PD 患者的情绪障碍，导致患者抑郁焦虑状态得不到及时或充分的治疗，从而严重影响着患者的生存及生活质量。中医治疗 PD 伴焦虑抑郁状态，依靠整体观念和辨证论治，有独特的优势。中西医结合，优势互补，临床效果较好。

（一）病因病机

1. 中医病因病机　PD 焦虑抑郁属中医"颤证"与"郁证"共病。人的情志神志正常活动皆以五脏精气为基础。PD 焦虑抑郁病位主要在肝，但可涉及心、脾、肾。PD 患者多年迈体虚，本就肝、肾、脾精气亏虚，加之患者久病、情绪低落、情志抑郁、气机郁滞、肝失疏泄、脾失健运、心失所养、脏腑阴阳气血失调，或由风、火、痰、瘀等因素，终致 PD 焦虑抑郁。

2. 西医病因病机　PD 焦虑抑郁的病因及发病机制十分复杂，尚无统一的认识。目前认为 PD 焦虑抑郁与环境、遗传、神经系统老化变性等多种因素相互作用有关。其所涉及的生物学机制贯穿氧化应激、线粒体功能紊乱、蛋白酶体功能障碍等，这一系列复杂机制共同导致黑质多巴胺能神经元大量变性、丢失，引发本病。在 PD 焦虑抑郁的发病机制中占有重要地位的是多巴胺、5- 羟色胺、去甲肾上腺素等神经递质的紊乱。多巴胺水平降低，通过中脑—边缘系统和中脑—皮质系统则会产生智力减退、情绪障碍等非运动症状。黑质纹状体通路变性也会引起去甲肾上腺素神经递质水平减少，PD 抑郁与边缘系统多巴胺和去甲肾上腺素的丢失有关。5- 羟色胺及去甲肾上腺素水平减少，则是焦虑抑郁状态产生的主要原因。因此，PD 与焦虑抑郁状态疾病具有共同的发病基础，但二者之间的确切联系仍不清楚，有待于进一步研究。

（二）临床治疗

PD 焦虑抑郁可出现在疾病的各个时期。病理性质也有虚实之别。疾病初起多以气滞为主，为肝郁气结证者，应首当理气开郁，并应根据是否兼有血瘀、火郁、痰结、湿滞、食积等，而分别采用活血、降火、祛痰、化湿、消食等法。虚证则应根据损及的脏腑及气血阴精亏虚的不同情况而补之，或养心安神、或补益心脾、或滋养肝肾。对于虚实夹杂者，则又当根据虚实的偏重而兼顾。

理气开郁、调畅气机、怡情养性是治疗的基本原则。临证时，在应用药物疏肝解郁的基础上，也要注重精神治疗，解除致病原因，促使患者及早治愈。

同时,PD焦虑抑郁也要根据PD颤抖及焦虑抑郁主症程度进行治疗。患者情绪症状为主症时,应以疏肝解郁为本,兼以息风止痉。患者情绪症状明显改善时,则应以息风止痉为主。临证可分为肝气郁结、气郁化火、痰气郁结、心脾两虚、心神失养、心肾阴虚等证型论治。

1. **肝气郁结证**　患者久病,心情不佳、气机郁滞、肝失疏泄、脏腑功能失调,导致郁证。症状见精神抑郁、情绪不宁、善太息、胸部满闷、胁肋胀痛、痛无定处、脘闷嗳气、不思饮食、大便不调、女子月事不行、舌质淡红、苔薄腻、脉弦。治以疏肝解郁、理气和中,可用柴胡疏肝散加减治疗。药选用陈皮(醋炒)6g、柴胡6g、川芎5g、香附5g、枳壳5g、芍药5g、炙甘草2g。

若有食滞腹胀者,可加神曲、山楂、麦芽、鸡内金;若有脘闷不舒者,可加旋覆花、代赭石、法半夏;若有腹胀、腹痛、腹泻者,可加苍术、厚朴、茯苓、乌药;若有血瘀而见胸胁刺痛、舌质有瘀点瘀斑者,可加当归、丹参、桃仁、红花、郁金。

2. **气郁化火证**　患者脏腑虚衰、肝本虚衰,加之情志所伤、气机郁滞、疏泄失常、久而化火,引发郁证。症状见急躁易怒、胸闷胁胀、口干苦,或头痛、目赤、耳鸣,或嘈杂吞酸、大便干结、舌质红、苔黄、脉弦数。治以疏肝解郁、清肝泻火,可用加味逍遥散治疗。药选用牡丹皮9g、栀子9g、柴胡9g、白芍6g、当归9g、茯苓6g、白术5g、薄荷3g、甘草3g、生姜6g组成。

若口干苦、便秘者,可加龙胆草、大黄;胁肋疼痛、嘈杂吞酸、嗳气、呕吐者,可加黄连、吴茱萸;头痛、目赤、耳鸣者,可加菊花、钩藤。

3. **痰气郁结证**　患者久病,脾失健运、水湿内停、痰气内生,或气郁津行不畅、停于脏腑经络、聚而成痰,引发痰郁。症可见多疑善忧、精神抑郁、胸部满闷、胁肋胀满、善太息、面色萎黄、胃脘胀满、腹痛、腹胀、恶心、肠鸣、大便溏、咽中如有异物梗塞、吞之不下、咯之不出、苔白腻、脉弦滑。治以行气开郁、化痰散结,可用半夏厚朴汤加减治疗。药选用清半夏12g、茯苓12g,厚朴9g,生姜15g,苏叶6g。

若痰郁化热而见烦躁、口苦、呕恶、舌红苔黄腻者,可去生姜,加竹茹、瓜蒌仁、黄连;若湿郁气滞而见胸脘痞闷、嗳气、苔腻者,可加香附、佛手、苍术;若有瘀血,而见胸胁刺痛、舌质紫暗或有瘀点瘀斑、脉涩者,可加丹参、郁金、降香。

4. **心脾两虚证**　患者年老体虚、五脏俱虚,久之情绪不佳、思虑太过、损伤心脾,气血化源不足、筋脉失养,引发郁证。症可见多思善虑、心悸胆怯、失眠健忘、头晕神疲、面色无华、纳差、舌质淡、薄白、脉细弱。治以健脾养心、益气补血,可用归脾汤加减治疗。药选用人参3g、炙黄芪15g、炒白术9g、茯苓9g、当归9g、枣仁(炒)9g、桂圆肉9g、远志6g、木香3g、炙甘草6g。

若有心胸郁闷、情志不舒,可加郁金、香附、佛手;若有头晕头痛,可加川芎、白芷、天麻。

5. 阴虚肝郁证　患者年老体虚,加之劳欲太过、肝肾亏虚、阴血暗损、肝失所养,且久病情绪不佳、气机郁滞引发气郁。症可见心烦易怒、胁肋胀痛、口干目涩、肢体麻木、潮热汗出、失眠多梦、腰膝酸软、善太息、心悸、头晕耳鸣、舌质红或红绛、苔白或薄白、脉沉细弦。治以补肾育阴、疏肝理气,可用柴胡疏肝散合左归饮加减治疗。药选用柴胡 10g、陈皮 10g、川芎 10g、香附 9g、枳壳 9g、白芍 12g、熟地黄 15g、山药 9g、枸杞子 9g、茯苓 6g、山茱萸 6g、炙甘草 6g。

若失眠严重者,加炒酸枣仁、首乌藤、合欢花;若情绪抑郁者,加合欢皮、佛手、月季花;若胸胁刺痛、舌质紫暗者,可加丹参、郁金。

(孙　雪)

第七章

帕金森病预防与养生

帕金森病发病机制复杂,目前尚无特效药阻止本病进展。西医治疗 PD 具有耐药性及副作用等局限性,且对非运动症状效果欠佳。近年来,中医药在防治 PD 中发挥了重要作用。中医药治疗 PD 独具优势,在 PD 前驱期干预,可控制其发病的危险因素,达到未病先防;在发病期间运用多种方法综合治疗,可降低 PD 患者用药的副作用及病残率,提高患者生存质量,对降低社会及家庭负担具有重要意义。根据 PD 患者发病的特点,本文从 PD 患者的精神调养、健康饮食、运动调养、起居调摄四个方面探讨 PD 的预防与养生,以期对 PD 的发生、发展、转归、治疗和预后等方面有所裨益。

第一节 精 神 调 养

临床研究发现,多数 PD 患者伴有抑郁、焦虑等情志异常表现,严重者甚至绝望、自杀。因此,医者在临床治疗中,都应重视 PD 患者的心理,将良好的精神状态作为控制病情和延缓发病的重要标志之一。

PD 病程长,患者情绪失常与阴阳失调、肝脾肾三脏虚损有关。总体来讲,PD 患者患病后首先应积极治疗,脏腑功能协调、精气充足方可保持情绪平稳。其次,PD 患者应积极与医生沟通,接受医者疏导,且自身要做好长期斗争的心理准备,保持平常心态。PD 患者可从以下几个方面养护精神。

一、四时调神

《素问·宝命全形论》云:"人以天地之气生,四时之法成。"《吕氏春秋·尽数》指出:"天生阴阳、寒暑、燥湿,四时之化……圣人察阴阳之宜,辨万物之利以便生,故精神安乎形,而年寿得长焉。"人生活在自然界中,阴阳交合,禀受天地之气氤氲而生,自然界的阴阳变化与人类自身息息相关。人们机体顺应自然四时变化规律,达到内外平衡、阴阳调和,有助于避免因外在环境变化而引起的情绪异常。

春季是抑郁、焦虑等精神障碍及精神疾病的高发季节。肝应春季升发之气,疏泄功能增强,PD 阴虚证患者若肝气疏泄太过,肝藏血不足,肝阳上亢,容易出现急躁、易怒等情绪。部分 PD 阳虚证患者,肝得自然界之气滋助仍不得升发疏泄者,肝气郁滞于内,气机不畅,即表现为多疑善虑,多抑郁、胸闷、喜叹息等症状。对于急躁易怒的 PD 患者,平素应保持平和心境,学会心平气和、理性看待事情,同时增强自我调控情志的能力,以达到气血调和、阴阳平衡。对于抑郁、多疑的 PD 患者,重在养升发之阳气,可在天气好的时候,晒太阳或参加户外活动,减少负面情绪。当超过自身调节程度时,可通过呼喊、聊天倾诉等方式使肝气疏泄,情绪转移得到宣泄。

心五行属火,应夏。火性躁动、热邪易扰乱 PD 患者心神,出现烦躁易怒的情绪。夏季湿热、易出汗,气随津出,脾主长夏,湿邪暑邪为患,PD 患者亦会出现疲倦乏力、情绪低落。因此,PD 患者内心要保持恬淡从容,可以通过游泳、导引、下棋、书画等休闲、静神养心的运动方式使情绪平稳。此外,PD 患者要顾护脾胃、不食寒凉,运化正常气血才得以充养,精力充沛,亦可于夜晚散步,使低落情绪缓解。

肺五行属金,应秋。忧为肺之志。若 PD 患者气机失疏则容易出现抑郁、忧愁、悲伤、压抑等情绪。PD 患者在秋季应收敛神气,心境宁静,减轻肃杀之气对自身情绪的影响,以平常心看待万物,可寻秋高气爽之时游玩,或登高望远,使心胸宽阔、心旷神怡;亦可与人交流、沟通,培养兴趣爱好,改善不良情绪。所谓收敛情绪、调畅气机,重在保持内心淡泊、清心寡欲,而非将不良情绪压在内心难以宣泄。

严冬,万物凋零,阳消阴长。PD 患者容易出现抑郁、消沉、紧张等不良情绪。《素问·四气调神大论》中提出冬季要"使志若伏若匿,若有私意,若已有得"。PD 患者在冬天应闭藏肾气为主,养精蓄锐,同时敛精藏神,默默怀有希望,淡泊明志,不妄耗神气,保持心境的平和,防止抑郁、焦虑等不良情绪。PD 患者出现不良情绪可在户外活动中多晒太阳,亦可及时进行疏导,可与家人、朋友聊天、看书等。

二、以形调神

中医治病和养生重视"形神合一",PD 患者可循经敲击经脉或按压穴位使自身气机调和、心情舒畅;亦可通过"练形"(太极拳、五禽戏、八段锦、六字诀等导引术)使经络疏通,气机调畅以助"调神"。

经络"内属于脏腑、外络于肢节",机体通过络脉沟通表里,组成气血循环的通路,维持人体的生理功能。PD 发生与脏腑、阴阳失调有关。病理特征可反映在经络上,PD 患者可通过调节经络、脏腑、气血的平衡,达到调节情绪的目的。PD 患者可将手掌微曲,成空心状,以掌沿肝胆经循行路线轻轻拍打,疏肝解郁,亦可按压太冲穴、内关穴等调节情绪。

此外,导引术调节 PD 患者情绪亦佳。导引对人体"神"的调节,一是在心理上对精神意志的自我调节，避免情感的过分刺激，把有机体引进一种放松的状态，而达到保健强身的目的；二是在生理上，通过意识活动来调节中枢神经系统，以达到健脑、延脑的目的。

例如，中医认为六字气诀之"嘘字诀"与肝相对应，具有疏泄肝火、畅达气机的作用，可用于肝火上炎、肝气郁结的 PD 患者。以嘘治肝，可使心志内守，不被怒气所伤，而生喜悦之情。"嘘字诀"具体操作方法为：睡前解带正坐，先叩齿三十六下，再舌搅口中浊津二三百下，待口中浊津成清水时，即低头咽下，并以意送入丹田。随即低头开口念"嘘"，再仰头闭口以鼻缓缓吸气，而后低头开口念"嘘"，如此循环六次，吸长，"嘘"短，吸气、嘘气，皆不可闻其声。

八段锦之"摇头摆尾去心火"，通过双腿下蹲成马步、摇摆头颈、摆动尾闾、一摇一摆、一升一降，可加强对督脉、大椎穴的刺激，以达泻火之功；同时，还能加强腰部锻炼，促进肾中经气的流通，肾水得以上升、心火得以下降，从而使心肾相交，又可促进气血流通。适用于心火旺盛、心肾不交的 PD 患者。

八段锦之"调理脾胃须单举"：该式动作中，两腿伸直，一手上托，可牵拉足太阴脾经，并有引脾中清气上升之意；一手下按，循足阳明胃经路线，有引胃中浊气下降之意；屈膝，双手采天地之精华引回丹田。如此左右重复数次，有助于加强脾主升清、胃主降浊的能力。适用于脾胃虚弱、肝郁脾虚的 PD 患者。

三、五音调神

《素问·五脏生成篇》中记载："五脏之象，可以类推，五脏相音，可以意识"，可见五音与脏腑关系密切。《素问·阴阳应象大论篇》中将五音（角、徵、宫、商、羽）与情志（怒、喜、思、忧、恐）相联系。根据中医五行相克、相胜的关系（悲胜怒，恐胜喜，怒胜思，喜胜忧，思胜恐）"以情治情"，选择相应调式的音乐，以影响人体气机的运行，达到平和阴阳、调理气血的功效，使情志调畅。PD 患者可在中医医生指导下，按照脏腑辨证选择《中国传统五行音乐（正调式）》（中央音乐学院民乐团演奏，石峰编曲，中华医学音像出版社发行）和河南中医药大学杨丽萍教授汇总的五行音乐曲目聆听，以调节情绪。

王冰注《素问·阴阳应象大论》云："角谓木音，调而直也；徵谓火音，和而美也；宫谓土音，大而和也；商谓金音，轻而劲也；羽谓水音，沉而深也。"《金峨山房医话》言五音之疗效："商音铿锵肃劲，善制躁怒，使人安宁；角音调畅平和，善消忧郁，助人入眠。"肝失疏泄，肝气郁滞的 PD 患者可选择"角调式"音乐散气结、消忧思，如《春风得意》《春之声圆舞曲》《江南好》等。肝阳上亢的 PD 患者可听以悲壮为主要表现的"商调式"音乐，以消散过怒之情，如《长清》《将军令》《阳光三叠》等。《金峨山房医话》云："宫音悠扬谐和,助脾健运,旺盛食欲。"宫音五行属土,与脾相应,具有淳厚庄重、悠扬宁静的特点,有健脾和胃的作用,亦可克肾恐。PD 患者思虑过度伤脾,或出现恐惧感时,宜听"宫调式"乐曲,如《空山鸟语》《草原之夜》等。PD 患者抑郁明显者可听"商调式"乐曲,利于促进肺气的宣降,摆脱悲痛之情,使人安宁。伤心、抑郁的 PD 患者,应听"徵调式"乐曲,用徵音轻快、愉悦、灵动的旋律,如《百鸟朝凤》《喜相逢》等曲目"以喜胜悲",用以缓解 PD 患者悲伤的情绪。羽音柔和优美,与肾相应,可强肾纳气、藏精,同时助肾水以制心火,适用于心肾不交的 PD 患者,可解烦助眠,曲目有《寒江残月》《春江花月夜》等。

第二节　健康饮食

PD 患者脏腑功能紊乱、阴阳失调,常出现震颤、异动症等,加之服用抗帕金森药物不良反应明显,因此对营养的需求和一般人有所区别。PD 患者膳食结构合理、配伍得当,膳食中热能和各种营养素种类齐全、含量充足、比例适当,既能满足机体生理需要,又可避免某些营养素过量引起机体不必要的负担与代谢紊乱。基于 PD 脏腑功能紊乱、阴阳失调的特点,PD 患者饮食调养应在阴阳平衡、脏腑平衡的基础上达到膳食平衡。

一、一般饮食

由于 PD 患者多为老年人,又常出现胃肠道功能紊乱,故总体应食用富有营养又易消化的食物,忌食肥甘厚腻之品。PD 患者可食用谷类、蔬菜、瓜果类、奶类或豆类、肉类等。现代研究表明,谷物中包含碳水化合物,适量摄入可促进胰岛素分泌,维持左旋多巴药效,PD 患者可每天吃 300～500g 的谷类食物得到碳水化合物、蛋白质、膳食纤维和维生素 B 等营养物质。此外,PD 患者可食用精瘦肉或鱼肉海鲜等,适当补充蛋白质。食用足量的蔬菜、水果,并保持适当饮水,既能改善帕金森病患者普遍存在的便秘问题,又能补充丰富的维生素。

二、三因制宜

根据 PD 发生发展的特点,饮食应坚持因人、因时、因地制宜原则。

(一)因人制宜

PD 患者常出现运动症状,耗能高于普通人,需要补充总热能,热能主要来源于碳水化合物(糖类),而蛋白质是生命活动的物质基础,但过高蛋白饮食会产生大量中性氨基酸,可与左旋多巴竞争入脑而降低左旋多巴的疗效。

因此,PD 患者最好将蛋白质与碳水化合物的摄入比例维持在 4.5∶1,并根据个体差异将蛋白质合理分配,适当摄入对缓解 PD 有效的特殊食物,做到饮食的精准化。例如,PD 患者可在早餐和中餐主要给予谷类食品、蔬菜、水果等低蛋白食物,在晚餐时给予患者肉类、奶制品、蛋类、豆类等蛋白质含量高的食物。但每个人饮食应遵循个体化特点,如伴有其他慢性疾病的(如糖尿病、高血压等)就需限糖或限脂肪,晚上也不宜食用肉制品。某些特殊的食物可使PD 患者发病的危险因素降低,促进多巴胺的合成,可食用酪氨酸含量高的食物(如芝麻、南瓜子、杏仁等)及富含硒的食物(如鱼类、虾、荠菜、大蒜、蘑菇、白菜、南瓜、萝卜、韭菜等),但偏嗜一种食物也容易引起问题,应根据自身情况把握好食用量。

针对 PD 患者在疾病发展过程中出现的便秘、失眠、抑郁等非运动症状,应辨证施膳。便秘的患者可食用松子、香蕉、梨、芹菜等蔬菜水果,配合饮水,保持大便的通畅。伴随失眠的 PD 患者可食用莲子、桂圆、红枣、酸枣仁等养心安神之品,但在早期则不适用桂圆、红枣之类热性食物,以免化火伤阴。抑郁、焦虑的患者早、中期可用白梅花、绿梅花、合欢花煎茶代饮,到晚期,阴阳两虚者可食用玫瑰花、佛手等疏肝解郁、调畅情志。

某些 PD 患者发病有遗传易感性,且发病后常表现出特殊的证型,早期为阴虚火旺型,中期为气阴两虚,晚期为阴阳两虚。研究显示,不同地区、不同种族的 PD 患者体质有差异,总体上最常见的为阴虚、气虚、阳虚质。因此,PD 患者应根据个体的体质和症状的差异性辨体施食,以增强其抵抗力,降低对某种病邪的易感性并纠正疾病。例如,阴虚体质的 PD 患者应多用滋阴润燥之物(百合、荸荠、梨子等);气虚者可食用补气健脾的食物(山药、南瓜、小米等谷物、豆类制品),豆类为机体提供蛋白质、脂肪和糖类等营养物质,其中蚕豆含天然左旋多巴,食用可使患者体内左旋多巴和甲基多巴肼复合物的释放时间延长,可能对帕金森病的治疗有所帮助。但一些 PD 患者也可能是"蚕豆病"的潜在患者,食用后会发生急性溶血性贫血,过量食用还会损伤肾功能;阳虚体质宜食温热(羊肉、桂圆、红枣等);痰湿体质应食用清淡利湿之品(薏苡仁、芡实、红豆、冬瓜等),饮食中过高的脂肪会延迟左旋多巴药物的吸收而影响药效,PD 患者应尽量食用植物油,适当限制动物脂肪摄入,少吃肥肉、荤油等。

(二)因时制宜

四季有寒凉温热之别,食物有酸苦甘辛咸之五味,饮食宜顺四时之气而调整。春天阳气生发,风多袭肝。"诸风掉眩,皆属于肝"(《素问·至真要大论》语),饮食应"减酸增甘,以养脾气",以平肝息风、滋养肝阴为主,忌食助阳发物(鸡头、海鲜等),可食用甘温平淡、清肝疏肝之品(谷芽、豆芽、荠菜、菠菜、萝卜等);夏季炎热多雨水,暑热挟湿,热耗气伤阴,湿能阻滞脾胃气机,故应"省苦增辛,以养肺气",饮食应以补气养阴、清热祛暑为主。PD患者脾胃运化功能差,故宜食辛酸清淡营养之品,不可贪寒以免损伤脾胃阳气,适宜吃冬瓜、黄瓜、西瓜、瘦猪肉等,忌食辛辣、热性食物;秋天炎热渐消,燥气袭人,口腔、咽喉、皮肤等容易出现干燥,PD患者容易出现上火、便秘等症状,故饮食应以滋阴润燥为原则,"省辛增酸,以养肝气",食用具有生津、敛阴的食物,如山楂、乌梅、蜂蜜、芝麻、甘蔗等,少食辛辣伤阴之品;冬天气候寒冷,寒甚则伤阳,阳气潜藏,在脏应肾,"肾藏精",PD患者可食用补益之品滋五脏,培育阳气,以提高自身的免疫力,适宜温补,可食用羊肉、狗肉、牛肉、桂圆等,但也要注意个人体质,避免内伏阳气、郁而化热,而耗阴伤精。

（三）因地制宜

地域不同,饮食也随之有异。东南沿海地区,人们易感湿热,宜食用清淡除湿之品;西北高原则容易感受燥寒,应选择温阳散寒、生津润燥之品。

总体来说,PD患者饮食应以富有营养、易消化为主,食物种类应多样化,粗细结合,荤素搭配,食物的寒热属性相互调和,饮食配伍得当,不可偏嗜,才可使其保证营养,起到护养的效果。

根据帕金森病的不同症状,现将一些常用的药膳方介绍如下。

1. 安神养心食疗方

（1）陈皮砂仁酸枣粥

组成:陈皮5g、砂仁10g、酸枣15g、粳米适量。

用法:将砂仁先煮成汤,再放入粳米、酸枣煮成粥后,再放入陈皮,稍混后即可食用,每日2次,早、晚服食。

功效:具有镇静安神作用,适用于震颤、失眠多梦的患者。

（2）酸枣仁粥

组成:酸枣仁10g、熟地10g、粳米30～60g。

用法:将酸枣仁炒香、捣碎,与熟地共煎取药汁,药汁煮粥,每日一次。

功效:有镇静安神、补养肝肾之功效,适用于震颤伴有心烦失眠的患者。

（3）天麻炖猪脑

组成:天麻10g、猪脑1个。

用法:以上二味放入砂锅内,加水适量,以文火炖1小时左右,调味后喝汤食猪脑,每日或隔日一次。

功效:可疏筋通脉、聪脑安神,适用于震颤伴头晕、肢体麻木的患者。

2. 祛风通络食疗方

（1）菊花白芷鱼头汤

组成:菊花6g、白芷、川芎、夏枯草、葛根各10g、豆腐500g、鲜鲤鱼头一个。

用法：以上五味装入纱布袋内，扎紧口，豆腐 500g 切块，鲤鱼头 1 个、洗净去鳃，将鱼头、豆腐、药包及适量料酒、姜、葱、盐等调料放入炖锅内，加水 800 毫升，大火烧沸后用文火煮 35 分钟即成。分次喝汤，吃豆腐、鱼头。

功效：有祛风通络、止痛功效，适宜震颤伴头痛、头晕的患者。

（2）天麻鱼头汤

组成：天麻 15g、川芎 10g、鲜鲤鱼头 1 个。

用法：将天麻、川芎泡软后切薄片放入鱼头中，置盘内，加葱姜、再加适量清水，上笼蒸约 30 分钟。食鱼肉喝汤，隔日一次。

功效：有祛风通络、补中益气的作用，适用于肢体麻木、双手颤抖较重的患者。

3. 益气养阴食疗方

（1）枣仁龙眼汤

组成：龙眼肉、炒枣仁各 25g。

用法：将龙眼肉、炒枣仁加入水煎成汁，再加适量白蜜即成。每日 2 次，早、晚服用。

功效：对久患本病、气血亏虚者有补益作用。

（2）桑葚桂圆饮

组成：鲜桑葚 60g、鲜桂圆 30g。

用法：洗净后加清水适量，捣烂挤汁，每日 1 剂，分两次服用。

功效：可滋阴补血，适宜震颤拘挛、头晕心悸、肌肉僵硬者。

4. 润肠通便方

（1）苏子麻仁粥

组成：火麻仁 15g、紫苏子 10g、粳米 50g。

用法：将火麻仁打碎，加入紫苏子及粳米煮粥食用，每日一次。

功效：有润肠通便、滋养补虚的作用，适用于体虚便秘、排便困难的患者。

（2）白萝卜蜂蜜汁

组成：白萝卜 100g、蜂蜜适量。

用法：白萝卜拍碎绞汁，以蜂蜜调服，每日一次，连服 2～3 周。

功效：具有消食开胃、行气化痰、润肠通便之功。适用于食欲不振、脘腹胀满、痰多便秘的患者。

第三节　运 动 调 养

PD 病机为阴阳失调、脏腑亏虚，久之可致瘀血阻滞、脉络不通，渐损及筋脉,患者常表现为肢体颤动、屈伸不利。中医运动调养具有动静结合、形神兼养的特点,可防病保健,在 PD 的防治中发挥重要作用。

一、一般运动

适宜 PD 患者的运动方式主要有散步、吐纳、导引等。清代曹廷栋在《老老恒言·散步》中言:"散步者,散而不拘之谓。"散步可舒经络、行气血、调五脏。PD 患者多为老年人,可根据自身情况,于饭后或闲暇时散步,四肢自然,舒缓摆动,全身关节筋骨适度活动,保持轻松自如的精神状态,使自身气血和调、筋脉通畅、脏腑得养。

吐纳、导引是以运动肢体、调整呼吸为主,配合意念活动的传统运动方法,可调节 PD 患者肢体功能恢复,调节不良情绪。吐纳以调整呼吸、吐音等,使内脏发生运动及振动,对内脏按摩、疏导。导引以肢体运动为主,使身体关节、肌肉、筋骨舒展、锻炼。PD 患者可通过六字诀(吹、呼、嘻、呵、嘘、呬)训练,配合肢体导引训练,增加膈肌和腹肌的功能,促进脏腑功能恢复,还可以改善心肺功能,改善焦虑、抑郁的情绪及睡眠障碍。PD 患者可练习五禽戏、太极拳、八段锦、马王堆汉墓导引术等功法,将其作为一种康复训练方法,可增强 PD 患者躯干稳定性和控制能力,改善平衡功能、认知障碍,降低跌倒风险,提升患者生活质量。

二、四时运动

《素问·四气调神大论》言:"春三月,夜卧早起,广步于庭……养生之道也。"春季万物复苏,PD 患者宜披发散步,踏青郊游,放风筝等,使筋骨舒张、四肢舒展,可配合揉摩胸腹、拍击经脉等,以促进气血流通、疏通经络、振奋阳气。PD 患者拘挛症状明显者,功法运动可以易筋经为主,亦可选择打太极拳、八段锦等适合自己的导引。《孙真人摄养论》言:春季运动应"小泄皮肤微汗,以散玄冬蕴伏之气",此时运动适宜微微汗出,过汗易耗伤阳气。

夏季天气炎热,运动应以休闲、静神养心为主,不可剧烈运动,以免耗气伤阴。运动方式,可动静结合,正如《养性延命录》中所言:"能动能静,所以长生。"PD 患者可站桩,静心养神以微微出汗为度,应避免日晒,可选择室内游泳活动。PD 患者可于晨起或傍晚时分散步、导引,可助脾胃运化,使气机得以畅达,有助于睡眠。

秋季,气候凉爽,机体精气收敛,PD 患者不宜剧烈运动,可依据自身情况选择散步、登山、导引等运动方式,促进人体新陈代谢,加强肺朝百脉、主气司呼吸的功能,促进气血畅通,亦能舒畅情怀,保持豁达平和的心境。秋季运动应注意气候变化,运动后及时增添衣物,以免受寒。

冬季严寒,寒主收引,导致人体气血缓行,部分 PD 患者出现肢体拘挛症状。运动可促进血液循环,增强正气。但冬季万物闭藏,PD 患者运动应适量,避免在室外锻炼,也不宜在太阳升起或夜晚到室外锻炼,以免过度损耗阳气,正如《素问·四气调神大论》所云:"冬三月,此谓闭藏。水冰地坼,无扰乎阳……"

第四节　起居调摄

PD 患者应起居有常,谨守"顺应自然""天人合一"的养生观念,及时调节生活方式,养成良好的作息习惯,使机体适应周围环境的变化,与自然界阴阳消长的变化规律相协调,形成规律的作息,益于机体健康。

一、劳逸结合

历代养生家都非常强调劳逸适度对健康的影响。中医认为"劳则气耗,逸则气滞",劳逸适度是保肾固精,避免五脏生理功能失调的重要措施。PD 患者多为老年人,劳动更不可过极,应以劳作后无疲劳感为度,根据自身状态时时调整。正如《千金要方》所言"养性之道,常欲小劳,但莫大疲及强所不能堪耳"。

二、保证睡眠

睡眠有消除疲劳、保护大脑、增强免疫、防病治病、促进发育等作用。PD 患者常伴有睡眠障碍,可通过药物治疗或调整居住饮食、作息、环境等促进睡眠。中医养生学主张卧如弓,即右侧屈膝侧卧,这种睡姿可使心脾之气舒展,有利于气血畅通。PD 患者可睡前泡足,按摩涌泉穴,除烦宁神。一些患者伴有胃肠功能障碍,故睡前不可过饱。此外,活动亦不可过量,稍事活动可使精神舒缓,有助于 PD 患者睡眠。

三、四时起卧

PD 患者久病体质较差,更要依据四时起卧,调适寒温。春三月,PD 患者应早睡早起,顺应自然界阳气升发的规律。《寿亲养老新书》指出"春季天气渐暖,衣服宜渐减,不可顿减,使人受寒"。PD 患者要注意下肢和背部的保暖,使自身阳气升发,春日衣服应宽松舒适,起床后宜披散着头发,松开衣扣舒展形体,在庭院中信步漫行,使思维活跃。

夏季夜短昼长,PD 患者可夜卧早起,顺应阴阳升降变化规律。夜卧不可超过子时,否则损伤阳气,亦不利于养阴。夏季炎热,易影响睡眠质量,PD 患者可在中午小憩,消除疲劳,恢复体力。《寿亲养老新书》中指出"夏日天暑地热,若檐下过道,穿隙破窗,皆不可乘凉,以防贼风中人。"夏季炎热,腠理疏散,室内冷气不宜太低,PD患者要保持室内空气流通,避免受到风寒侵袭。

《素问·四气调神大论》中有言:"秋三月……早卧早起,与鸡俱兴,使志安宁,以缓秋刑。"PD患者秋天要早睡早起,以收敛神气,使肺气得以宣降,神志得以安宁,减缓秋季肃杀之气对身体的影响。同时穿衣不宜过多,以防引起身体汗出、消耗阴津等情况,应顺从秋季阴精内蓄、阴气内守。

PD患者冬季起居调摄要遵循"无扰乎阳"的原则,早睡晚起,保证充足的睡眠,使阳气潜藏、养精蓄锐。亦不可贪睡,以免睡眠时间过长,影响气血运行,不利于身体健康。PD患者应注意衣着适量,保温即可,不必过厚,北方室内暖气足,应开窗通风,使室内外空气流通。冬天PD患者外出时要注意头部、肢体保暖,以免受寒风刺激导致血管收缩引起头痛及肢体拘挛。PD患者可于睡前泡脚,足底按摩,疏通经脉,促进气血运行,可消除疲劳、安神助眠。

（何竹青）

第八章

帕金森病康复与护理

第一节 帕金森病的康复

PD症状复杂多样,常导致多种不同程度的功能障碍,严重影响患者的日常生活。临床主要表现为肢体运动障碍、言语障碍、吞咽功能障碍、认知功能障碍、睡眠障碍、情绪障碍、二便异常、疼痛和疲劳等,造成生活质量下降和工作能力丧失。目前,药物治疗仍是PD的主要治疗方法,而康复治疗则被认为可以改善PD患者多种功能障碍、提高生活自理能力、改善生活质量、延缓疾病的进展。

康复治疗主要针对PD患者的功能障碍,因此应对患者的功能障碍进行全面评定,确定患者各种功能障碍的类型、严重程度和原因,以便制定客观和个体化的康复计划,进行针对性康复治疗。PD功能障碍的分析、评定和康复可以参照世界卫生组织《国际功能、残疾和健康分类》(International Classification of Functioning, Disability and Health, ICF)的框架进行(见图8-1)。

一、肢体康复

随着疾病的发展和年龄增长,PD患者的步行功能会表现出一系列的变化,如慢步、碎步、冻结步态、起步困难等步态异常,在疾病后期,患者可同时表现多种步态异常。目前,PD患者的步态障碍治疗以药物治疗为主,通过提高多巴胺递质的水平,从而改善步态。但随着用药时间的延长,药效作用逐渐减退,为改善症状,需加大用药量,易出现症状波动或异动症,影响步态障碍的改善。康复训练作为PD治疗的重要手段在减少药量、延缓症状、改善运动功能等方面有较好的辅助作用。

PD患者的肢体康复主要针对躯体运动功能障碍,开展的康复训练主要有运动训练、平衡训练、音乐运动训练、全身振动训练、健康操/导引训练、水中运动训练、针刺疗法、重复经颅磁刺激等。

(一)运动训练

在肢体功能训练方面,应根据患者的实际情况实施不同的训练项目,在早期可以进行慢跑、太极拳、散步等;在晚期则要求患者进行被动运动,采用

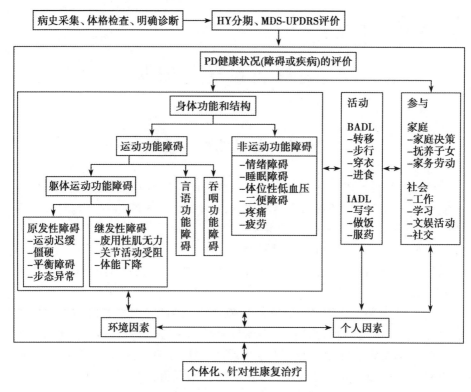

图 8-1　基于 ICF 分类的帕金森病康复流程图

先按摩、后放松肌肉、再活动关节等方法,遵从从远端到近端,从小关节到大关节,循序渐进的基本原则。

1. **基本运动训练**　PD 患者常常出现肌肉僵直,关节活动受限,肢体正常功能性活动受阻等情况,使得患者不能维持平衡和稳定,导致姿势不稳,步态障碍,趋向于跌倒。基本训练方法包括松弛训练、关节活动范围训练、移动 - 姿势训练、平衡训练、步态训练、呼吸功能训练、日常生活功能训练等。

姿势训练的重点在于躯干屈曲姿势的矫正。关节活动度异常,主要采取牵伸的方式进行躯干与四肢各个关节全范围的主动或被动活动,从而减轻肌肉挛缩,增强股四头肌的伸缩作用,增加关节活动范围,纠正 PD 患者的姿势异常。手功能活动训练的重点在于够取、抓、握和操控物体训练,提高活动的速度、稳定性、协调性和准确性。步态训练的重点在于矫正躯干前倾姿势,改善重心不稳所致的慌张步态。建议患者进行原地高抬腿踏步和双上肢摆臂训练,改善上下肢协调性,行走时抬头挺胸,脚跟先着地,可通过增大步幅、增快步速、跨越障碍物、绕障碍行走和变换行走方向等方法,调整步行训练难度。

2. **四肢联动训练**　四肢联动训练是一种新型康复手段,主要通过上肢屈伸、下肢蹬踏的方式达到四肢主动或被动运动的目的，可以达到改善关节活动度、降低僵硬患肢的肌张力、改善四肢协调性、改善人体平衡功能、增强躯干旋转和摇摆的幅度和强度，缓解躯干僵硬状态，加强躯干运动的稳定性和灵活性，改善四肢运动功能的效果。

四肢联动训练一般由康复治疗师根据患者不同肢体、不同程度的运动功能障碍情况，采用四肢联动训练仪，由健侧肢体或相对功能较好的肢体带动患侧肢体或功能相对较差的肢体进行四肢同步训练，患者尽可能加大躯干摇摆和旋转的幅度与强度，并进行适当的头部运动。

四肢联动可帮助肌肉无力或肌力较差的患者在早期进行肢体运动训练，肢体交替运动可有效维持关节活动度，加强肢体的协调性。四肢联动可增加皮肤触觉和本体感觉输入，并对下肢关节周围的肌肉和韧带进行不同程度的牵伸，由健侧肢体带动患侧肢体或上肢带动下肢，亦可由一肢带动三肢，更好地适应不同肢体、不同程度运动功能障碍的 PD 患者。

3. 悬吊运动训练　悬吊运动训练（sling exercise training, SET）是近年来发展起来的一种新的康复方法，突出了运动感觉综合训练。运用悬吊训练装置结合骨关节活动度训练、神经肌肉激活技术、肌力训练等，强调在不稳定平稳状态下进行主动、助力或被动训练。通过加强躯干肌肉和非优势侧肢的力量，增强躯干、骨盆和臀部的深层肌肉，增强神经和肌群的反馈和整合功能，达到对运动器官的最佳诱导效果，提高身体的平衡能力和控制能力。

SET 包括诊断和治疗系统。诊断系统的核心是弱链测试，涉及肌肉耐力的测定，用开链运动检测各块肌肉以确定薄弱处。治疗系统则包括肌肉放松训练、关节活动度训练、关节稳定性训练、肌肉势能训练、感觉运动的协调训练等。通过牵引、减重和放松技术，使紧张的大肌肉松弛，通过关节活动度训练扩大关节活动范围，再进行以局部稳定肌为目标的关节稳定性训练和运动感觉综合训练，后期则通过巧妙的悬吊技术利用自身体重，进行渐进的肌肉力量训练。

4. 肌力强化训练　很多 PD 患者在康复过程中，虽然肌张力得到明显改善，但仍不能取得良好的站立及步行的平衡协调能力，究其原因主要与缺乏核心肌群的训练有关。肌力强化训练通过不断刺激核心肌群，促进肌动蛋白、肌钙蛋白的合成，从而促进骨骼肌兴奋 - 收缩耦联，提高肢体的协调性与稳定性。

肌力训练的重点在于核心肌群及四肢近端肌群。可利用手法和器械进行渐进式抗阻训练。核心肌群的训练首先要从基本的腰腹肌训练开始，腰腹肌训练能够改善患者下肢肌强直，强化小腿肌群的力量，提高平衡能力，增强姿势的稳定性。肌力强化训练能够增加髋关节的稳定性，在此基础上配合重心转移训练及髋关节负重训练,有助于促进步行时姿势调整及平衡能力的恢复。

PD早期近心端肌群较远心端肌群更容易受累,而且受累程度较重,因此,对患者进行核心肌群训练尤其重要。具体训练方法举例:①躯干训练,包括躯干的前屈、后伸、侧屈及旋转训练;②腹肌训练,包括仰卧位屈膝抱胸训练、仰卧位直腿抬高训练、仰卧起坐训练;③臀肌训练,包括左右膝盖交替抬起下肢,俯卧位向下屈伸;④腰背肌训练,包括飞燕训练、五点支撑训练、三点支撑训练。

(二)平衡训练

人体平衡的调节有赖于视觉系统、本体感觉系统及前庭系统的协调作用来完成,因此三者又被称为"平衡三联"。PD患者的病情通常呈进展性加重,由于躯干肌张力协调紊乱而导致的躯体平衡功能障碍,是PD患者摔倒的主要原因之一,针对每个PD患者制定个性化的前庭康复训练项目,包括提高凝视稳定能力、活动稳定能力,提高视觉、本体感觉及前庭感觉控制能力训练,根据每个患者活动能力制定个性化康复训练方案,控制训练强度及难度,有助于改善PD患者对姿势平衡的控制,从而减少跌倒风险。

平衡训练可通过重心的高低、支撑面的大小和睁闭眼等调整训练难度,也可以借助平衡板、平衡垫和平衡仪进行训练。

借助于器械进行平衡训练,例如借助平衡训练仪,通过前后左右不断变化的方位,训练患者重心的转移,提高患者的平衡控制和转向能力;借助足底压力分析仪,可对患者站立及步行时足底与支撑面之间的压力分布进行分析,据此进行针对性训练,效率高,并能从根本上改善"慌张步态";借助视觉反馈平衡训练仪,具有良好的人机交互界面,并集合了重心转移、协调性训练、肌力训练和本体感觉训练,增加训练的趣味性。

将虚拟现实技术运用于平衡训练中,可以通过多个感官渠道促进参与者与虚拟环境的互动,有潜力通过重复和多样的练习、动机和唤醒、注意力集中,通过行动观察学习和解决问题、控制难度进展、显著的在线任务反馈,开发和最大化运动学习机制。系统评价结果显示,虚拟现实技术结合平衡训练在改善平衡方面比平衡训练更有效,尤其是在基线姿势不稳定性较高的PD受试者显示出较大的影响。

(三)音乐运动疗法

音乐运动疗法是在传统运动疗法基础上,辅以适当的音乐干预,通过音乐旋律变化刺激患者神经系统,增强运动的训练效果,目前已广泛应用于多种慢性疾病的康复治疗中。运动训练与音乐相结合,有节奏的音乐刺激能增强患者注意力及认知参与,可提高其步态自动化障碍的认知补偿能力。有节奏的声波频率变化能刺激大脑皮质,改善脑干网状结构、基底节区功能并增强其与额叶联络,激活纹状体在内的多巴胺能通路。音乐运动疗法可显著改善PD患者步态障碍及运动功能,还具有操作简单、经济、不良反应少、依从性好等优点。

为避免外界干扰,音乐运动疗法宜在专门的音乐治疗室内进行,训练动作项目同常规运动治疗。首先,在康复治疗师的指导下播放低音量的舒缓音乐,嘱患者身心放松、平缓呼吸,并将注意力集中在播放的音乐上,认真感受乐曲旋律,患者可跟随乐曲一起吟唱,有助于缓解其紧张情绪及肌肉僵硬状态。随后进行正式音乐运动治疗。

1. **模式感觉增强技术**　模式感觉增强(patterned sensory enhancement,PSE)技术,即康复治疗师将音乐诸元素(包括音调、韵律、和声和力度等)与动作时间节点、动作幅度及训练强度等相结合,使患者感觉现场音乐与他们进行的训练动作同步,该技术适用于没有节奏的运动(如姿势矫正训练、起立、平衡功能训练、肌力增强训练及着装等日常生活能力训练等)及分解动作训练等。

2. **节律性听觉刺激**　节律性听觉刺激,即康复治疗师先根据患者治疗前手指捏合、手部运动、双手快速轮替动作及行走时步频等动作特征,设定节律性听觉刺激度,使用节拍软件根据患者的基础速度快慢,发出与基础速度一致的节拍作为听觉刺激信号,要求患者的动作频率与节拍节奏保持同步。治疗过程中可根据患者耐受情况逐步提高听觉刺激速度,并督促其在新的节奏刺激下完成相应动作训练。节律性听觉刺激可以辅助改善PD患者的步态,促进PD患者运动功能的恢复,其原因可能包括谐振效应、代偿作用、精神放松作用、降低注意力需求等。

3. **步歌**　步歌(ambulosono)是一项由加拿大神经科学家创建的步态训练方法。其原理是采用音乐和步行之间的神经化学和脑区相关性、可塑性,来激活脑觉醒激励系统神经网络的重组,从而达到步态和步幅控制自主化。步歌训练在改善PD患者的步行能力的同时,还能通过定量及安全的训练方法把步态训练转化成为一种愉悦激励训练习惯,从而将康复和运动治疗有效结合。

步歌康复的两个主要目的:①增强步态运动和控制的自动性。不断重复的步歌训练和超度大步行走训练,最终会使患者在几乎不需要特别注意的情况下,达到并维持这些运动;②步歌可以使PD患者把快捷步行变为一种愉悦的日常生活习惯。

步歌康复训练过程中,可以应用程序实时记录步长、步频、步速、步行距离与时间等多项参数,这些数据经专业技术人员分析评估后及时反馈给治疗师,可以及时调整训练治疗计划。治疗师的训练指令也可以直接放入特选音乐及训练程序中，以激发患者的主动性和训练热情。步歌康复训练可以明显改善患者的运动能力和步行功能，由此可以减少跌倒损伤的发生概率。步歌训练系统相较于传统康复，对于 PD 患者的步行功能改善具有优势，为 PD 患者的步态训练提供了新的选择，会有较好的应用前景。

（四）全身振动训练

全身振动训练是利用机械振动原理，改善人体本体感觉和中枢神经系统损伤后的功能障碍。振动刺激作为一种外源性刺激，在肌肉主动收缩的前提下，能促使中枢神经系统发出调节指令，激活潜在的运动单位，使肌肉在实际的运动中募集到更多的运动单位，从而增加肌肉收缩力量。

全身振动训练要借助肢体振动康复训练仪器进行。在治疗过程中，康复治疗师指导患者站于肢体振动康复训练仪器的平台上，双脚与肩同宽，双膝关节保持微屈曲，保持躯干直立的舒适姿势，在振动平台上进行有节奏的振动训练，家属做好保护。训练初期患者可双手握住两侧的安全扶手。训练时，根据患者的适应程度选择缓解肌张力的振动频率。治疗中应注意观察患者有无头晕、恶心、疼痛等不适，避免扭伤、跌倒等意外事件发生。如果受试者在治疗过程中产生不适，需立即终止试验，并让受试者卧位休息，待进一步评估后再行治疗。

（五）健康操、武术训练

PD 健康操通过增加 PD 患者肌肉的牵伸和平衡运动，从而刺激大脑神经中枢皮质联系的重新建立，可显著提高 PD 患者的平衡、运动功能水平。PD 患者行走时常伴有头颈部、躯干及上下肢呈屈曲状，病情越严重，表现越明显，通过头颈部、躯干及上下肢的牵伸运动，可以使 PD 患者全身屈曲症状得以改善。在家中坚持进行有规则的维持训练，如面肌体操、头颈部体操、肩部体操、躯干体操、上肢体操、手指体操、下肢体操、步伐体操、床上体操及呼吸体操等，对学习补偿技能、克服少动及症状波动、延缓疾病进展是有益的。

PD 健康操训练方法一般包括：热身运动、牵伸运动（包括：躯干牵伸运动、上肢牵伸运动、双手抱单膝、下肢牵伸运动）、协调平衡训练（原地踏步、转腰、击掌、直线步行运动、绕圈步行运动、交叉触碰运动）等。协调平衡运动训练，可增强患者的本体感觉，增加身体的协调性和平衡性。PD 患者长期坚持健康操练习，对于缓解肌肉僵直、增强身体平衡能力、延缓运动功能障碍进展有着积极作用。

太极拳、五禽戏、八段锦等武术、导引类训练，作为传统的体育运动方式是集全身肢体运动、呼吸控制、冥想等于一身的心身运动疗法，可以提高关节灵活性、改善活动能力，对改善 PD 的运动症状、平衡功能、步行能力及协调身体控制等方面有良好的效果。

（六）水中运动训练

利用水的特性使患者在水中进行运动训练，以治疗运动功能障碍的疗法，称为水中运动疗法。利用水的浮力、阻力、静压力、热传导性、流动性等特性，让患者在各种不同成分、温度、压力的水中运动治疗，进行肌力、耐力、控制力和协调性的训练。水中运动疗法对于 PD 患者的平衡能力、功能迁移能力、疼痛和生存质量都有显著的改善作用。

水中运动训练应在水中运动治疗池进行，包括水上障碍训练、水中缓慢步行训练、漂浮训练、呼吸训练、旋转控制训练、一般水中训练、水中跑台训练等。相比陆地运动，全身肌肉和骨骼在水中进行主动或被动运动时，更能加大运动强度和运动幅度，更有助于恢复动作的控制能力、平衡能力及协调能力，是改善身体平衡性、调节步态的一种有效干预措施。以运动治疗与温热治疗为基础的不同干预方式的水中运动训练，在改善关节活动能力、提高平衡状态等方面，得到了越来越多的实证支持。例如温热水疗运动能降低肌张力、放松肌肉、加速血液循环，有助于疼痛的缓解，改善负性情绪。

（七）针刺疗法

针刺治疗作为祖国传统中医疗法之一，针对 PD 的治疗具有较好的临床疗效。针刺治疗 PD 可依据患者肢体震颤的不同位置和不同程度进行选穴。体针配合头针往往能收到较好的即时和较长期的控制震颤的效果。

头针的理论依据是大脑皮质的功能定位在头皮的投影和传统的脏腑经络理论，进而选取相应的头穴。针对 PD 患者肌强直的特点，可采用梅花针叩击少阳经、手厥阴经、足阳明经、足太阳经的方法，以运行气血、舒筋活血、调和阴阳，达到调整肌张力的作用。电针疗法则能够调控大脑皮质相应区域的兴奋性，从而控制肢体震颤、降低肌肉痉挛、减轻异常模式运动。针刺治疗 PD 的作用机制可能与升高血清过氧化物歧化酶、降低去甲肾上腺素，从而调节神经递质、促进中枢神经再生有关。

现代临床上针灸治疗 PD 腧穴配伍以治肝为主，重在息风止颤，兼以补肾、填精益髓。针刺治疗取穴参考：①主穴以百会、四神聪、本神、双侧风池；患侧阳陵泉、三阴交、太冲等穴为主；同时根据患者辨证予以加减（肝肾阴虚证加太溪、复溜、肝俞、肾俞；气血不足证加足三里、气海、脾俞、心俞；瘀血风动证加双侧血海、膈俞、曲池；风痰上扰证加双侧丰隆、中脘）；②或选取舞蹈震颤控制区、四神聪、百会、风池、本神、曲池、太冲、合谷。肝肾不足者，加用肝俞、肾俞、阳陵泉；气血亏虚者，加用气海、足三里；血瘀阻痹者，加用曲池、合谷、太冲；痰浊交阻者，加用中脘、丰隆；精气亏乏、阴血不足者，加用背俞穴或夹脊穴；③或选取顶中线、额中线、枕后正中线、平衡区及舞蹈震颤区施以头针。

（八）重复经颅磁刺激

重复经颅磁刺激（rTMS）是近年来发展的一种无创神经调控技术，已在神经精神领域得到广泛应用并取得较好的临床疗效，它可以将磁信号转变为电信号，通过改变局部电环境在大脑中感应电流并调节神经活动，刺激大脑组织，诱导其产生特定强度的感应电流，兴奋或抑制神经元细胞，促进神经递质的释放、代谢，影响认知、情绪和感觉运动等大脑皮质相应区域功能，从而改善运动迟缓和冻结步态、异动症、言语清晰度、认知障碍，缓解抑郁等情绪障碍、疼痛和失眠等。

在基础治疗上配合应用 rTMS 可以改善 PD 患者的精神和情绪状态、日常生活活动，以及运动功能。应用低频 rTMS 可降低 PD 患者的皮层兴奋性，缓解震颤、强直及少动等运动症状，抑郁等非运动症状也能得到明显改善。高频 rTMS 刺激大脑皮层可以改善被刺激对侧上肢的强直和运动迟缓症状，以及合并抑郁患者的认知功能。θ 短阵快速脉冲模式的重复经颅磁刺激（theta burst stimulation, TBS）是一种具有高频和低强度刺激的 rTMS 最新型刺激模式，按照刺激是否存在间歇而分为间歇性 TBS（iTBS）和连续性 TBS（cTBS）。iTBS 能提高皮层兴奋性但对皮层内易化无明显作用，而 cTBS 可降低皮层兴奋性且对皮层内抑制有轻微作用。

（九）虚拟现实技术运用

虚拟现实技术（virtual reality, VR）是一种新兴的技术，主要包括模拟环境、感知、自然技能和传感设备等方面，利用计算机生成一种可对参与者直接施加视觉、听觉和触觉感受，并允许其交互观察和操作的虚拟世界的技术，近年来逐渐应用于神经系统疾病的康复领域。VR 的交互性、沉浸性和想象性可以明显提高 PD 患者康复的主动性及持续性，对患者的步态、平衡、情绪、睡眠、认知等功能障碍均有改善作用。

通过 VR 对 PD 患者进行虚拟现实康复训练，如抛接物体、虚拟视觉线索、虚拟健身车、虚拟日常活动训练等，能有效提供多种形式的反馈信息，提高患者康复效果并减少危险发生。虚拟现实游戏中的视觉反馈可以让患者在视觉跟踪的基础上，获知自身在空间里的定位及运动方位，协调身体位置控制。VR 针对每个患者的运动障碍特征，设计出具有趣味性的个体化运动训练方案，将坐位平衡训练、动态平衡训练、步行训练、认知训练等虚拟现实模式，统合视觉及听觉刺激应用于 PD 患者康复中，可以明显增加 PD 患者关节活动能力，使 PD 患者具有更高的依从性和参与积极性，对于 PD 患者的平衡功能、步态的改善以及认知功能的提高，较传统康复治疗手段更加有效。

二、语言康复

言语功能障碍在 PD 患者中较为常见，主要集中在言语、咀嚼和吞咽、唾液控制三个方面。PD 所引发的言语障碍主要是运动性构音障碍，是由于发音器官神经肌肉的器质性病变，而引起的发音器官的肌无力、肌张力异常以及运动不协调等产生的言语运动控制障碍。由于运动范围和速度受限，主要表现为发声吃力、不协调，音量减弱、声音嘶哑、音调改变、言语清晰度下降等。

PD 患者的言语功能康复重点在于与言语产生相关的呼吸系统（腹式和胸式呼吸）、发声系统（声带和喉）和调音系统（唇、舌、齿、下颌和软腭等），以改善音强、音调和音质，改善言语清晰度。在康复沟通过程中，要给予 PD 患者充足的时间允许他们表达自己的真实需求，同时也为患者营造良好的语言氛围，鼓励患者多说话、多阅读、多交流，以有效实现语言功能康复训练、延缓病情继续发展。语言康复一般包括呼吸训练和发声训练，可以采用阶梯式言语康复。

（一）呼吸训练

呼吸训练是目前应用最广的发音辅助器官训练方法，通过增加肺活量来提高音量，延长呼气时间以增加语言长度。采用呼吸训练可增强患者的腹式呼吸（膈肌）及胸式呼吸（肋间肌）的活动范围。如反复进行深呼吸训练，以增大胸廓扩展度；通过增加肺活量提高音量；通过延长呼气时间增加言语长度等。

腹式呼吸训练时，患者一般取半卧位，髋膝关节微屈，腹部及全身肌肉放松，每次经鼻深吸气，憋气 3 秒，然后缓慢经口呼气；吸气时，腹部隆起，呼气时采用独立腹部内收、促进膈肌上抬。吸气与呼气的时间比约为 1∶2。呼吸训练也可以采用呼吸训练器进行，患者按设定的阻力模式，用力尽快吸气，经鼻缓慢呼气，适应后逐步增大阻力，每周递增。

呼吸功能训练增强了 PD 患者的呼吸肌群收缩力及耐力，强化了膈肌、肋间肌、腹肌、竖脊肌及背阔肌等相关核心肌群，不仅可以促进患者的言语康复，也可以改善吞咽功能、步行能力、平衡功能和心肺功能适应能力。

（二）发声训练

近年来，歌唱治疗被证实能够在一定程度上改善 PD 患者的言语障碍，可以提高言语清晰度和声强、延长元音持续发音时间、增加最大呼吸压、改善韵律等。其机制可能与刺激涉及情绪处理和运动控制的大脑区域有关。歌唱是整合听觉和感觉运动过程的多思维模式活动，减慢的发声运动能够减少对大脑左侧半球的依赖，加之节律可作为一种听觉上的外部刺激提示，从而改善发声运动。合唱治疗可以提升呼吸压力和容积、减轻发声疲劳。有研究表明，多人合唱的干预方式可能对语音发声结果更有益,包括发音和声音强度。

励 - 协夫曼言语治疗(Lee Silverman voice treatment, LSVT)被认为是目前具备直接临床证据且有效的言语治疗技术,注重高强度的训练,同时兼顾呼吸的控制,重点在于提高患者声音响度,通过对声带和喉部的控制训练,增加声带内收运动,延长元音最大持续发声时间训练,可有效改善 PD 患者的音调、音强、音质和清晰度,以及 PD 患者对自身发声运动障碍的感知能力。治疗方法包括训练持续元音发音最大时长,训练患者的最大基频范围,阶梯式声强训练等。

(三)阶梯式言语康复

阶梯式言语康复既是在常规言语治疗的基础上,将患者的言语障碍进行分阶段,根据不同严重程度患者或同一患者不同阶段康复需求,在对应的阶段中分析患者当前言语表达能力以及需要恢复和训练的方面,实施针对性训练内容,使患者获取最理想的康复效果。

针对每个康复阶段,根据患者实际情况灵活地选择治疗方式与治疗时间,将每个阶段内可选择的治疗方式与治疗目的进一步简化,有效保证治疗工作的循序渐进。例如按照朗读单词、短句,到朗读句子、读书和日常会话的顺序进行朗读练习。不同阶段方法不同、目的不同,从而导致实际治疗效果的不同。在阶梯式言语治疗中,下一阶段的言语治疗可以根据上一阶段的治疗效果进行方法与目的的更改,治疗工作更加灵活。阶梯式言语康复能确保患者说话时保持说话轻松、嗓音更稳定,清晰发音,满足机体生理、心理及情感等方面的需求。

三、吞咽功能康复

PD 患者多伴有吞咽功能障碍,会严重影响患者的预后和生活质量,也是吸入性肺炎导致患者死亡的主要原因。其病因可能与发病早期脑干吞咽中枢和吞咽相关的周围神经损害,基底节壳核和苍白球功能障碍以及胆碱能功能障碍等有关。

吞咽功能康复的目的,在于改善吞咽肌肉运动的速度和协调性,加强吞咽器官的感知能力,以便安全、充分、独立摄取足够的营养和水分,并改善流涎症状。吞咽功能障碍主要为口腔期和咽期受累,表现为咀嚼和吞咽启动缓慢。口腔期障碍主要进行唇、舌和下颌的运动功能训练;咽期障碍则以发声训练为主,通过强化声带闭锁,延长呼气时间,改善呼吸控制,从而实现声门上吞咽,改善咳嗽能力,减少误吸风险。

吞咽器官运动训练包括:唇部、下颌、面颊部、舌肌、软腭运动训练以及声带闭合、喉上抬、咽肌训练等。还可以采用冰刺激法刺激口咽部进行感觉刺激训练。当患者吞咽功能得到一定改善，在保证安全的前提下，可逐渐尝试进食训练。

针刺辅助治疗通过刺激相应穴位，调节神经反射，改善脑血流动力学，促进咽反射弧的重建与修复，兴奋上行脑干网络结构，加速受损神经细胞的修复，加强大脑皮质以及脑干网状系统中吞咽中枢对吞咽的调控，进而促进口咽部神经支配功能的恢复，改善舌肌运动能力，进而改善 PD 患者的吞咽功能和生活质量。取穴参考：主穴取神庭、百会、上廉泉、印堂、天柱、翳风、风池等穴，毫针针刺；辅穴取玉液、金津、照海、列缺及咽后壁等，三棱针点刺，点刺完毕令患者做吞咽动作。以上诸穴辨证施针，共奏通利咽窍、调神导气之功。

四、认知功能康复

PD 患者一般最少也会表现出一种轻度认知功能障碍。认知功能康复的目的，在于提升个体认知水平、发展适应性方法或代偿认知损害，以促进患者生活自理能力的提高。

方法主要包含认知刺激、认知训练和运动训练等。认知刺激即让患者主动参与一系列群体活动和讨论，以提升患者的认知能力和社交能力。认知训练主要进行执行力、视空间定位和注意力等功能训练，将训练方案与日常工作生活任务相结合，能更有效地促进认知功能障碍的改善。运动训练对认知功能的提高有明显的促进作用，如跑步、舞蹈、武术、水中运动，以及虚拟现实运动可通过神经保护作用，改善脑线粒体呼吸功能，减缓黑质纹状体系统多巴胺丢失，调节基底神经节信息输出等机制，改善 PD 患者的认知功能障碍。将认知训练与运动训练联合实施，对认知功能障碍的改善更为显著，如注意力训练、记忆力训练、处理问题能力训练等。此外，重复经颅磁刺激、药物联合康复训练等，对 PD 患者认知功能的改善亦有较大帮助。

五、睡眠功能康复

大部分 PD 患者存在着严重的神经功能异常以及睡眠障碍，如不能及时有效治疗，会给患者的生活造成严重影响。PD 患者睡眠障碍主要包括快速眼动睡眠行为障碍、睡眠启动和维持困难、白天过度嗜睡、睡眠呼吸障碍、不宁腿综合征、阻塞性睡眠呼吸暂停综合征等。其发病机制可能与 α- 突触核蛋白、脑脊液循环和昼夜节律障碍有关。

可根据 PD 患者睡眠障碍的类型和原因施行个体化治疗。常用的康复手段有睡眠限制疗法和刺激控制疗法。睡眠限制疗法旨在打破不良的睡眠习惯，缩短卧床时间，增加患者对睡眠的渴望，从而提高睡眠效率。刺激控制疗法旨在恢复卧床作为诱导睡眠信号的功能，以改善睡意和睡眠环境之间相互作用为主,使患者易于入睡。鉴于 PD 患者褪黑素昼夜节律减弱,适当补充褪黑素有望提高睡眠质量。增加 PD 患者的自然光光照时间,对改善 PD 患者的睡眠有利。此外,调整睡眠时间、减少声光刺激,避免使用含尼古丁或咖啡因等兴奋性物质的药物或食物,睡醒后尽量减少赖床时间等,均有助于改善 PD 患者的睡眠障碍。

六、情绪障碍康复

PD 患者的情绪障碍主要表现为抑郁和负性情绪。抑郁是 PD 患者最常见的非运动症状之一,约 35% 的 PD 患者伴有抑郁症。抑郁在 PD 患者中的发生率高于普通老年人或其他慢性疾病的患者。临床主要表现为持续性心境低落、兴趣缺乏、淡漠或易激惹、精神迟滞、食欲及体重变化、注意力不集中等。

治疗手段包括药物和非药物疗法。药物治疗以选择性 5- 羟色胺再摄取抑制剂效果最佳,另三环类抗抑郁药、5- 羟色胺 / 去甲肾上腺素再摄取抑制剂、多巴胺激动剂药物亦具有一定疗效。非药物治疗包括认知行为疗法、针灸疗法、电休克疗法、重复经颅磁刺激和体育锻炼等,均可改善 PD 患者的抑郁症状。

常用的认知行为疗法,是通过转变思维 / 信念和行为,进而改变不良认知,达到消除不良情绪和行为的有效目的。其中合理的情绪行为疗法是通过改变错误或歪曲的信念,从而达到改变和消除不良情绪及行为的治疗效果。其他如角色饰演,可用来治疗 PD 患者情绪障碍;抗阻训练和有氧训练也可以更好地缓解抑郁的短期效应。

PD 患者的步态特征可因情绪状态不同而改变,如抑郁能诱发持续性步态障碍(如步速减慢、步行时间变异性增加),焦虑能诱发阵发性步态障碍(如冻结步态、慌张步态等),而音乐节奏刺激可提高患者对康复训练的兴趣及依从性,有助于消除紧张、焦虑、抑郁情绪,增强额叶皮质与杏仁核间的连接,从而调整患者生理及心理状态,改善其运动功能。

七、综合康复管理

对 PD 患者通过健康宣教、倡导积极的生活方式、优化日常结构和活动、家居环境改造及使用辅助器具,可提高患者日常生活活动能力以及参与家庭和社会的能力,最终改善患者的生活质量。

为 PD 患者提供具体、科学和实用的健康教育指导,可以明显改善 PD 患者的生活质量,使患者以积极健康的心态主动配合治疗,减少失控行为的发生。根据患者的功能障碍程度和运动喜好,制定家庭训练计划,使其参加自己喜欢的体育运动,可明显提高患者的运动功能和生活自理能力,改善情绪和睡眠质量,改善生活质量和社会交往能力。

通过压力管理、学习放松技巧和时间管理原则,指导 PD 患者在计划和组织活动时减少时间压力,优化日常活动,缓解紧张,以更轻松的方式进行康复活动。选择的活动应与患者的兴趣和动机相匹配,与患者的功能和体能水平相适应。

八、帕金森病患者康复注意事项

PD 患者的康复锻炼需要在康复治疗师和医生的指导下进行;要注意保证安全,以防跌倒;尽量选择自己喜欢的锻炼方式;可以多种康复方式相结合。身体状况差的患者,建议每日少量多次站立和行走训练;症状较轻的早期患者,则需要进行规律的多种形式的有氧运动,增加核心肌群的力量,也能减少疾病后期由于增龄性肌肉力量减弱对平衡功能的影响;PD 晚期患者的治疗目标,是保护重要脏器功能,预防并发症及废用综合征,尽量提高生活质量。

患者应在一天状态较好的时期锻炼体能和学习新的运动技能,在功能受限的时间和环境中、在保证安全的前提下,运用和实践已掌握的运动策略和技能改善活动受限。

康复训练应遵循个体化和针对性原则,给予适当强度训练,每次训练30～60min 为宜,每天 1～2 次,每周 5 次以上。运动中感到疲劳和出汗一般是正常现象,但如果发生恶心、胸闷、胸痛、呼吸急促、头晕或眩晕、心动过速、疼痛、冷汗或严重疲劳感等情况,要停止训练并及时就医。

第二节　帕金森病的护理

PD 是一种慢性进展性疾病,具有高度异质性。药物治疗是 PD 最主要的治疗手段,左旋多巴制剂仍是最有效的药物,而手术治疗是一种有效补充。康复治疗及良好的护理能在一定程度上改善症状,提高患者的生活质量。

一、心理护理

PD 的护理首先要对患者的心理与情绪进行有效管理,时刻关注患者的心理反应变化,充分考虑到疾病影响对于患者所带来的孤独、自卑、不安全感等情绪,考虑疾病恢复与现实中所存在的差距,为患者做好心理护理,帮助患者解除心理压力,对疾病有正确的认知,树立自信心。

二、饮食护理

饮食方面要规律、合理,尽量多食富含纤维素、易消化、柔软、易吞咽的食物,有利于药物利用和胃肠道功能的恢复。多吃新鲜蔬菜、水果,多饮水,改善便秘。对咀嚼、吞咽功能障碍者,进食时以坐位为宜,缓慢进食、少量多餐,避免呛咳。宜戒烟戒酒。具体可参考本书"第七章第二节"的内容。

三、运动护理

疾病早期宜进行适度的活动和体育锻炼,如散步、打太极拳、做体操等,注意控制身体和各关节的活动强度与最大活动范围,尽量参加有益的社交活动。疾病中期已出现某些功能障碍,要有计划、有目的地锻炼。要劳逸结合,避免过度劳累。

四、生活护理

对于卧床或活动不便的患者要注意口腔护理、翻身、叩背,加强肌肉、关节按摩,做好皮肤护理,以预防吸入性肺炎及压疮。注意作息规律,保证睡眠的时间和质量。

五、姑息照护

晚期 PD 运动症状及非运动症状会逐渐恶化,严重影响患者的生活质量。WHO 建议对任何不可治愈疾病的患者应尽早实施姑息照护,对患者进行专业的疾病管理,给予生理、心理和精神等各方面的支持。

六、健康教育

医护人员可通过多种方式开展患者集体活动,借助视频、微信公众号等渠道,为患者及其家属讲解 PD 的相关知识,指导患者功能锻炼,提高护理依从性,并开展并发症的预防指导。向患者及照料者介绍相关科普书籍,指导患者及照料者进行康复、护理工作;举办健康宣教活动,加强沟通,倡导良好的生活方式;耐心倾听并解答患者及监护人的意见和问题;鼓励患者参加力所能及的活动。健康教育应根据患者、监护人的接受程度合理进行,方式多样,语言通俗,因人而异。

七、生活能力训练

指导患者日常生活行为,如穿衣、洗手、吃饭等,让患者养成良好的生活习惯。指导患者进行记忆能力训练:简单训练患者的短期记忆能力,如重复多位数、回忆等,护理人员提醒患者,让其回忆近几天所参加学习的内容,进而增强长时程记忆。语言能力训练:护理人员可以让患者模仿其说话,辅助阅读简单的新闻等。护理人员应分阶段、分期评估患者病情,及时准确掌握训练效果,从而及时修改训练方案,进而持续、动态地了解病情及改善服务。

八、综合康复护理

在对患者进行综合康复护理时,护理人员应首先对患者进行躯体、语言护理,以提高患者肢体的灵活性,锻炼其表达能力,继而为后续的护理打下基础。其次,护理人员通过对患者进行饮食护理、用药指导以及心理护理,有效改善患者的焦虑、烦躁等不良情绪,从而提高患者对治疗、护理工作的依从性。另外,通过对患者进行饮食指导,能够让患者逐渐提高自身抵抗力以及免疫力,提高患者的生命质量。最后,通过让患者进行适当的运动,有效提高其身体素质,改善患者的各项身体功能,从而加快患者的康复速度。

九、中医特色护理

中医认为 PD 的发病机制与肝脾肾脏腑功能失调有关。随着年龄的增长,肝脾肾亏虚,筋脉失养,从而引发患者肢体出现震颤等。护理时可运用中医辨证、补肾填精、镇肝熄风、调和脏腑、平衡阴阳,采用穴位按摩、中药泡脚、耳穴贴压、中药热敷、中医导引等特色护理,能较好地改善 PD 患者的焦虑或抑郁状态、认知功能障碍、睡眠障碍、尿潴留和便秘等症状,改善患者的生活质量。

(张　洋)

帕金森病诊疗标准及帕金森病相关专家共识

第一节　帕金森病的诊疗标准

近年来，国内外对帕金森病（PD）的生理、病理、临床表现以及诊断技术等方面的认识更深入、全面。2015 年国际运动障碍疾病学会（MDS）发布了 PD 临床诊断新标准。为了更好地规范我国临床医生对 PD 的诊断和鉴别诊断，结合我国临床实际，2016 年中华医学会神经病学分会帕金森病及运动障碍病学组联合中国医师协会神经内科医师分会帕金森病及运动障碍专业委员会，对中国 2006 年版的帕金森病诊断标准进行更新。PD 的诊断标准已经于前论述，此处不再赘述，现将目前较新的对 PD 的分期与临床分型以及疗效评价标准列于下。

一、帕金森病分期与临床分型分类标准

根据最新的帕金森病（颤拘病）中医临床诊疗专家共识和中国帕金森病指南，PD 分期参考 Hoehn-Yahr 分级可以分为早、中晚期阶段。早期：Hoehn-Yahr 分级 1.0～2.5 级；中晚期：Hoehn-Yahr 分级为 3～5 级。

PD 在临床上可以分为三种类型，分别是：以静止性震颤为主亚型；以僵直、行动迟缓为主亚型；以及随着病情进展，两种亚型兼有或二者皆明显，可称为混合型。

根据临床症状，PD 临床上可以分为两大类，分别是：①运动症状：PD 导致的运动迟缓、静止性震颤、肌强直、姿势步态障碍症状；②非运动症状：PD 导致的抑郁、焦虑、流涎、嗅觉减退、快速眼动睡眠行为障碍、便秘、尿失禁、体位性低血压、麻木、疼痛等症状。

二、疗效评价标准

1. 运动症状改善评价　可参照国际运动障碍疾病学会帕金森病综合评分量表第Ⅲ部分评价疗效，治疗前和治疗后 12 周各评定一次。

评分标准应用尼莫地平法：（治疗前积分 – 治疗后积分）÷ 治疗前积分 × 100%。①临床基本痊愈：91%～100%；②显效：60%～90%；③有效：30%～59%；④改善：10%～29%；⑤无效：0～9%。有效率 =（显效 + 有效）÷ 总人

数 ×100%；改善率 ＝（显效 ＋ 有效 ＋ 改善）÷ 总人数 ×100%。

2. 非运动症状改善评价　可参照帕金森病非运动症状量表综合评价，同时使用具体非运动症状对应的量表评价疗效。

3. 生活质量改善评价　可参照国际运动障碍疾病学会帕金森病综合评分量表第Ⅱ部分和帕金森病生活质量调查量表评价疗效。治疗前和治疗后 12 周各评定一次。评分公式：转换分数 ＝[（原始分数 － 最低可能得分）/ 可能分数范围]×100。

第二节　帕金森病中医证候诊断标准

证候是中医学辨证论治、理法方药、疗效判断的关键环节。几十年来，有关证候诊断标准的研究和阐发不胜枚举，然而真正能够将证候解释清楚，得到公认和推广的定论尚未形成。1986 年，全国中医证候规范研究第二次会议在综合有关研究成果的基础上提出，证候是疾病发生和演变过程中某阶段本质的反映，它以某些相关脉症，不同程度地揭示病因、病机、病位、病势等，为临床治疗提供依据。

一、中医证候规范化研究

由于受患者体质、专家经验、病种、疾病发展阶段等多种因素的影响，中医证候可能有无限多个。证候传统定义虽然是基本清楚的，但具体证候的标准不十分规范，各种标准准则中也是如此。《中医证候辨治轨范》有 308 个证候，《邓铁涛医学文集》有 178 个证候，《中医药学名词 2004》中医证候部分规范化的证候名称有 385 条，2005 年第 2 版的《中医证候鉴别诊断学》中医证候部分列举了 483 条证候。目前，证候规范化问题包括：证名缺乏统一的标准、证候诊断标准方法学应用有待提高以及中医四诊的客观化等。

客观化、规范化是科学的重要特征，辨证论治是中医学术体系的特色与精华，要发展中医学，证候的客观化、规范化研究势在必行。现代中医证候学研究不仅拓宽和加深了传统"四诊"视野，而且在某种程度上提高了中医临床诊治水平。中医临床疗效的判断，不能仅满足于整体症状和 / 或体征层次上的改善，还必须结合现代科学技术（包括生命科学、临床医学、计算机信息科学等）的所有成果、赋予证候全新的内容、保证证候信息的质、扩大证候信息的量。完善证候信息的采集与处理能力，以提高中医临床疗效的客观显示度，使中医学得以突破性发展。

中医证候采集客观化、规范化是建立中医证候的先决条件。"证候"是一个复杂巨系统，准确判断证候确非易事。传统的中医学主要依靠医生的主观主体来辨别证候,需要反复学习、经验积累的长期过程。现代信息学的人工智能技术为提高证候辨别的效率提供了可能,但仍需解决证候采集客观化、规范化等一系列技术问题,同时也需要一个人工智能反复学习的过程。因此,中医证候规范化推进,是一个缓慢渐进的过程。

二、诊断标准

（一）证候诊断量表

中医证候是客观存在的,是可以测量的。有鉴于此,借鉴有关量表研制方法、研制适用于中医证候诊断量表,在中医证候规范化中,有举足轻重的意义。目前的证候分型量表存在缺乏临床调查过程中的质量控制、问卷和量表的质量考评不严格、条目的量化分级欠完整等较多问题与困惑。

本课题组通过对文献及病例资料研究,归纳出 PD 的证候相关四诊信息,结合多领域专家多次论证意见,确立初始量表的维度及条目,共包括主症、精神情志、睡眠、寒热、出汗、头身、排泄物、饮食口味等 8 个维度,29 个症状变量。采用该量表对 447 例 PD 患者进行信息采集及评分。计算量表各维度的克隆巴赫系数以评价量表的内部一致性;使用各维度的相关系数以评价量表重测信度;使用各条目与维度间的相关系数以评价量表的内容效度;使用探索性因子分析以评价量表的结构信度。最终确定的 PD 中医证候量表,较大程度地包含了 PD 常见证候的症状信息,具有较好的信度与效度,能够较好地满足临床测量的实际需求,可行性好。

（二）证候诊断标准

当前,PD 证候分型标准不一样。除了以临床经验为基础进行帕金森病分型外,还有对证候分型权威性较大的四种。如《实用中医脑病学》分为 5 个证型;《中医老年颤证诊断和疗效评定标准》也将其分成了 5 个证型,但与其有分别。《实用中医内科学》中有肝肾不足、气血两虚、痰热动风 3 个证型。本课题组前期研究显示,PD 目前较为常见的几种证型为肝肾阴虚型、气血不足型、血瘀动风型、痰热动风型、气滞血瘀型、肝风内动型等。

鉴于本病临床辨证分型尚不统一、缺乏规范,即使同一证型,所用治则治法及给出的方药也不尽相同,临床医生尚无确切的诊疗标准可循的现状、证候诊断的标准化问题亟待解决。

疗效是医学的试金石,量化则是规范化的体现。在对中医的症进行规范化的基础上,设计证候调查表,根据调查表临床调查 PD 患者的病历,对患者的症状四诊条目进行“0、1”赋值,通过数理方法聚类或进行因子分析提取主成分获得证候要素;对得到的证候要素进行相关分析,结合专家经验、文献研究结果,提取合理证候,并推导出主要证候的症状组成,对每一症状赋予数理推导出的权重分值,继而进行证候诊断分型量表的有效性验证,可能是中医证候规范化道路中的重要节点。

随着目前中医证候标准化与客观化研究的热浪,量表、临床调查表、流行性学调查等与多元统计方法的结合,在 PD 证候特点研究中得到广泛应用。课题组对 PD 的古代以及现代文献进行回顾、整理,并结合径向基神经网络对所得数据进行分析,从而揭示 PD 的证候类型和基本证候要素。研究发现,径向基神经网络准确度 92.9%。径向基神经网络适用于 PD 中医证候研究。另一方面,课题组通过构建期刊文献数据库,运用频数分析、聚类分析、因子分析等现代数据挖掘的统计学方法,探讨制定 PD 主要证候的诊断方案。

为推进本病的标准化、规范化,进而提升中医药临床治疗效能,课题组在病证结合原则指导下,基于前期基础与临床研究结果,结合 PD 相关诊断标准与专家共识等,特制定 PD 阴虚动风证、阳虚血瘀证的诊断与疗效评定标准(试行),并经专家组讨论、论证,供同道参考。

1. 中医疾病诊断标准　PD 属于中医学颤证范畴,参照《中医老年颤证诊断和疗效评定标准(试行)》中的诊断标准执行。

2. PD 阴虚动风证诊断标准

(1)主症:①肢体震颤;②五心烦热;③盗汗。

(2)次症:动作迟缓、肢体麻木、肢体疼痛、步履不稳、腰膝酸软、烦躁易怒、头晕、耳鸣、口渴、口苦、少寐、小便色黄,便秘。

(3)舌象:舌瘦、舌红、少苔、无苔。

(4)脉象:脉弦、沉、细、数。

诊断依据:具备主症①及②③中任 1 项、次症 3 项,结合舌脉,并根据 PD 中医证候量表(前期已制定完善)与症状分级计分。症状总分≥56 分(百分制,下同),即可诊断为 PD 阴虚动风证,其中轻证:56～61 分;中等程度:62～80 分;重证:81 分及以上。

3. PD 阳虚血瘀证诊断标准

(1)主症:①肌肉强直;②动作迟缓;③肢体疼痛;④肢体麻木;⑤畏寒怕冷。

(2)次症:固定疼痛、表情淡滞、步履不稳、腰膝酸软、疲乏无力、少气懒言、嗜睡、健忘、情绪抑郁、头晕、自汗、泄泻、食冷不适、纳差。

(3)舌象:舌胖大、舌淡白或青紫、舌有瘀点或瘀斑、苔白。

(4)脉象:脉涩、沉、结代。

诊断依据:具备主症 2 项、次症 3 项,结合舌脉,且根据中医证候量表,症状总分≥27 分(百分制,下同),即可诊断为 PD 阳虚血瘀证。其中轻证:27～40 分;中等程度:41～66 分;重证:67 分及以上。

（三）帕金森病中医证候的物质基础研究

证候是对疾病不同阶段病理变化的本质概括，是中医学辨证论治的具体体现。"盖有诸内者，必形诸外"是对中医学证候的浅显说明。随着证候本质不断被研究者揭示，证候更深的科学内涵从而被挖掘。对证候本质的研究是中医药向现代化、规范化过渡的关键环节，意义深远。

1. 中医证候研究现状和发展趋势　证候是中医药领域研究的核心问题，也是近来研究的热点和难点。目前，证候规范化研究、证候物质基础研究是国内外研究者的研究重点。证名、症状、辨证和诊断的标准和规范化研究亦是目前研究的重点。

证名的标准化是首要内容，既要兼具中医传统特色，又能反映证候本质特征等。朱文锋教授梳理了证名中较为常用的 20 项病位证素和 33 项病性证素，把病位证素和病性证素组合成为证名，比如脾气虚证、肝气滞证。其次，症状的规范化是目前的难点，尚没有统一的结果。症状具有复杂多样性，轻重程度不一，很难做到统一规范。分层诊断模式是对传统辨证模式的继承和发展，容易理解和掌握，便于临床操作。规范疾病证候的诊断标准，可避免临床医生出现结果差异，便于做临床研究。

证候物质基础研究，是研究证候的内在本质，主要方法是借助证候动物模型，联合疾病的生物学指标，以揭示证候的生物学基础。证候生物学基础是人体在内外刺激的作用下，反映机体内在的生理病理，呈现出能被医生和自身捕捉到的信息、规律以及联系。利用病证结合的思路，已成为目前主要的研究方式，可多途径、多靶点、数据化比较，更加客观地揭示证候的本质。

本课题组研究主要集中在阴虚动风证 PD 和阳虚血瘀证 PD 证候动物模型和生物学基础等方面，且取得了一定的进展。

2. 中医证候研究的主要思路和方法　证候是中医学认识、治疗疾病的基础，精准辨证是精准用药的前提。中医证候的研究，主要通过中医文献研究、临床研究和动物实验研究三大方面来深入进行。

（1）文献研究：文献研究是开展中医证候研究的关键环节。张氏以《中华医典》中的文献系统为工具，系统研究了肝郁气滞证，发现肝郁气滞证的常见病因是忧、思、怒等。洪芳等利用径向基神经网络，统计了记录 PD 的古现代文献，得出各个医家总结的 PD 证型及其基本要素的排序。

采用多学科的交叉联合，充分利用数据挖掘技术，研究病证的内在基础。盛慧敏等重点从文献角度着手，收集关于 PD 的常见证候、症状、证候要素、治疗方药的文献，并应用统计学方法进行梳理和分析。研究结果表明，虚证主要集中在肝肾阴虚、气血两虚；实证兼有风、热、痰、瘀等病理要素；PD 的病位为肝、肾；病性为阴虚、气虚、血虚，夹有风、痰、瘀等。

（2）临床研究：临床研究的内容涵盖研究对象、纳入标准、排除标准、样本含量估计、干预实施规范、患者依从性、临床指标的采集、数据的管理以及统计等。证候临床研究为证候生物学基础研究提供直接数据来源，数据的准确性决定了证候标准的界定。临床患者的生化数据、组学数据是中医证候分子生物学研究的基础。

付长庚等利用德尔菲统计方法，调查 80 位临床冠心病方面的专家，收集患者的常见症状等，最终得出了具有临床代表性的血瘀证的诊断问卷，以及血瘀证的关键辨证依据。杨氏等利用流行病学方法，研究社区就诊的高血压患者的常见证候，并且观察患者证候的演变规律。郭素香等临床观察小儿芪楂口服液对脾胃气虚证、小儿厌食症的疗效和安全性，其采用多种方法，包括平行对照设计、双盲试验、分层区组随机，以及多中心临床研究，把 240 例患儿分为治疗组、对照组。结果两组的临床总有效率、证候疗效指标、中医证候单项指标、血红蛋白以及血锌指标的组间比较，差异无统计学意义。王秀娟等为探索疣状胃炎的证候规律，统一辨证分型，通过临床研究发现，疣状胃炎共有脾胃虚弱证、肝胃不和证、脾胃湿热证、胃阴不足证、胃络瘀阻证 5 个证型。李雪微等应用自拟《产后风湿中医辨证因子量化表》对 62 例患者进行中医证候的调查，目的是梳理产后风湿患者中医证候分布的规律。

（3）实验研究：证候的临床研究提出证候生物学基础研究的科学假设，而证候实验研究，则是利用动物模型或者细胞模型在相关病理机制上进行实验验证，是证候生物学基础研究的科学基础和数据直接来源。主要涉及证候动物模型制备和证候生物学基础研究。

1）证候动物模型：制备证候动物模型是根据中医学理论，把直接的药物、外邪或者一段时间刺激等致病的因素，加之于实验动物直至出现疾病或相关的症状等。证候动物模型是实验研究的必备因素。邝安堃等制备虚证动物模型，危北海等制备了脾气虚证动物模型。本课题组制备了阴虚动风证 PD 大鼠、小鼠模型，阳虚血瘀证 PD 小鼠模型，且模型稳定、可靠。李莉等建立实验性大鼠胃热阴虚血热证候模型，并通过实验观察发现，玉女煎可使大鼠阴虚血热证症状以及血液、病理微观的相应变化显著缓解。

病证结合思想指导证候动物模型的制备，是中医证候现代化、规范化的体现，为证候生物学研究提供了直接的实验基础。

2）证候生物学基础研究：病证结合动物模型是证候生物学基础研究的关键。目前，证候生物学基础研究已充分结合了现代科学技术，从基因、代谢、免疫、分子生物学等方面进行全面阐释。王磊琼等通过实验证实了中医证候的内涵靶点；熊氏等从蛋白质组学的角度，探究了中医学异病同治和同病异治的内在关系。因此,利用病证结合动物模型进行证候生物学基础研究,是证候规范化研究主要的途径。

3. 帕金森病中医研究概况 PD 以震颤、肌强直、运动迟缓和姿势不稳等为主要临床症状,可伴有精神神经障碍、睡眠障碍、感觉障碍、自主神经功能障碍等非运动症状,是中枢神经系统第二大退行性疾病,全球 60 岁以上人群中 2% 都为之受累。PD 在发病 10 到 15 年内可导致患者明显残障,由此造成了巨大的经济和社会负担。中医学对 PD 的治疗有独到的优势。早在《内经》时期,中医就对 PD 有了一定的认识,认为 PD 属"颤证"范畴。历代学者对 PD 的病因病机以及治疗,都有明确的论述和治疗的经验。

(1)病因病机:《素问·至真要大论》中"强直""掉"是对 PD 主症的描述。《内经》认为本病乃风邪为患。《素问·脉要精微论》曰:"行则振掉,骨将惫矣",阐明了其病机主要是肾精不足。历代医家对 PD 的证候以及治疗方药的记录,是对 PD 的理论以及治疗的发展或是验证,值得后世医家学习。帕金森病属于本虚标实,本虚主要是肝肾亏虚和精血不足;标实主要是夹有风、瘀、火、痰、毒、寒。

(2)证候研究:历代以降,PD 的中医证候研究得到巨大的发展。刘岠等利用 PD 的症状、证候和体质调查问卷对 PD 进行证候研究。结果发现,脾肾两虚、肝肾阴虚、痰热动风、气阴两虚等是 PD 患者临床常见的证型。本课题组认为,PD 病性为本虚标实,本虚是指肝肾亏虚;标实是指风、火、痰、瘀、毒互结为患,临床治疗效果显著。本课题组对 PD 的研究历经十余年,主要涉及文献、临床与实验研究,近年来有关 PD 的文献进行深入的挖掘、整理,重点集中梳理文献中 PD 的证型、症状、体征、治法以及主要方药。PD 的证型主要是肝肾阴虚证。

进一步研究发现,肝肾阴虚证是 PD 震颤型的主要证型,而阳虚血瘀证是 PD 僵直型的主要证型。本课题组以阴虚动风证和阳虚血瘀证 PD 为主要病证,结合动物模型和以方测证(复方地黄颗粒、芪脊舒僵颗粒)开展证候的物质基础研究。

(3)辨证分型:颤证的辨证分型:痰热动风证、血瘀生风证、气血两虚证、肝肾不足证、阴阳两虚证,由 1991 年的第三届中华全国中医学会老年脑病学术研讨会制定。临床医家根据自己的辨证经验有不同的认识:陈宏志等通过文献研究,认为 PD 基本证候是肝肾阴虚证、气血两虚证、阳气虚衰证、痰热动风证;杨文明教授认为,PD 病程相对较长,"久病必瘀",瘀血贯穿本病的全过程。临床辨证多为肝肾阴虚证,痰热动风证,血瘀动风证;何建成等认为 PD 临床治疗可分为三期:初期患者主要表现为肝肾阴虚证,中期患者表现主要是气阴两虚证,晚期患者表现多为阴阳两虚证。

（4）临床治疗：关于 PD 的临床治疗，有的医家以辨证论治为主，如肝肾阴虚证患者多用六味地黄丸加减，或者是大定风珠合大补阴丸等加减用药；辨证属气血亏虚的患者，多服用八珍汤或者十全大补汤加减等治疗；辨证属肝阳上亢的患者，多服用镇肝熄风汤加减治疗；若兼有痰浊，处方常加减涤痰汤或者黄连温胆汤；辨证为气滞血瘀证的患者，处方常用通窍活血汤或者血府逐瘀汤加减治疗。有的医家强调分期论治，如 PD 初期患者多属于肝肾阴虚或者肝阳上亢，治疗多选用补益肝肾合养阴清热的中药；PD 中期，患者的症状表现常以阴阳两虚为主，辨证治疗以阴阳并补为要；PD 晚期，患者多表现出肾阳虚的症状，治疗以补益肾阳为纲。另外，专家独特临证经验总结也是 PD 临床治疗的重要组成部分。另外 PD 的临床治疗要考虑到"毒"邪为患，处方以复方地黄方加减治疗，临床效果明显。

4. 帕金森病中医证候物质基础研究　本课题组应用多元数据挖掘方法开展古今文献与临床研究，总结本病的临床常见证候及其分布规律，发现 PD 常见的证型有肝肾阴虚证、阳虚血瘀证、痰热动风证、气滞血瘀证、风痰阻络证；常见的病位主要有肝、肾、经络、脾、心、脑、筋骨等；主要的病性有阴虚、阳虚、血虚、内风、痰、瘀等；提出肾精亏虚为 PD 发病始动机制，并贯穿疾病始终。因此，课题组建立病证结合 PD 阴虚动风证、阳虚血瘀证动物模型，开展 PD 证候的物质基础研究。其次，课题组研发了以补肾填精为主的治疗 PD 的基础中药复方：复方地黄颗粒（震颤型）、芪脊舒僵颗粒（僵直型），并基于上述病证结合动物模型，从氧化应激、神经递质、细胞凋亡、肠道菌群、神经炎症、细胞焦亡等，多角度阐明 PD 中医证候生物学基础。

（1）帕金森病阴虚动风证的物质基础研究：本课题组基于病证结合思想指导模型制备，采用目前经典、公认的 6-OHDA 单侧黑质损毁术制备 PD 大鼠模型，通过十几年的反复验证，观察模型动物神经行为学、舌象、氧化应激、cAMP、血管活性物质等指标，以及应用中医"以方测证"原理，运用天麻钩藤饮、桃红四物汤和涤痰汤治疗反证，根据中医证候模型制备的要求和原则，从病因、症状、客观指标、以方测证等方面，探寻其证候属性，综合辨析认为此 PD 模型大鼠属于中医证候阴虚风证，从而建立了阴虚动风证 PD 一体化病证结合动物模型。经长期、反复的实验证明，模型稳定、可靠，为进一步的研究打下了良好的基础。

1）阴虚动风证 PD 模型大鼠神经行为学的变化：神经行为学表现是 PD 外在的最直观的表现，也是阴虚动风证 PD 大鼠模型进行相关实验的重要参考指标，对于评判模型成功与否、疾病严重程度以及进行疗效评价都有重要的意义。实验结果表明，阴虚动风证 PD 模型大鼠出现快速、轴性、收尾相接、向左侧的旋转行为，且随着时间的变化，旋转行为没有明显的变化。爬杆实验时观察到,阴虚动风证 PD 大鼠的抓握能力下降、运动迟缓,表现在转头时间、爬杆时间明显增加。旷场实验显示,与正常组相比,阴虚动风证 PD 大鼠运动总距离减少,中心区域停留时间增加。而复方地黄颗粒能显著改善阴虚动风证 PD 大鼠的运动功能。

2)阴虚动风证 PD 模型大鼠氧化应激的变化:基于氧化应激机制在各种神经变性疾病的机制中占据的主导地位,PD 的病因和发病机制在氧化应激方面的表现有很多研究。很多研究者认为,氧化应激是黑质多巴胺能神经元选择性损伤的关键因素。谷胱甘肽(GSH)的作用机制是能与 H_2O_2 反应生成氧化型谷胱甘肽,从而清除氧自由基。GSH 作为一种自由基清除剂,其本身含量的多少,已经成为衡量机体抗氧化能力的重要指标,GSH 系统是脑组织内重要的抗氧化系统。本课题组前期实验研究发现,阴虚动风证 PD 模型大鼠纹状体内超氧化物歧化酶(SOD)活性,GSH、GSH-Px 含量均明显地减少,丙二醛(MDA)的含量显著增加。复方地黄颗粒明显降低 MDA 表达,增加 SOD、GSH、GSH-Px 表达,改善氧化应激损伤。

3)阴虚动风证 PD 模型大鼠细胞凋亡的变化:细胞凋亡是 PD 黑质纹状体多巴胺能神经元死亡的主要形式,扮演着关键角色。课题组对阴虚动风证 PD 各组大鼠黑质部位的细胞凋亡情况进行了 DAB 染色观察。使用 TUNEL 染色法标记凋亡细胞,同时和大鼠黑质区 TH 表达共标,实验结果显示,阴虚动风证 PD 模型大鼠 TUNEL 阳性细胞数目显著升高。同时 cleaved caspase-3 阳性细胞及 cleaved caspase-3、caspase-9、Cyt-c、C-myc、p53 蛋白表达增多,Bcl-2/ Bax 蛋白表达明显减少。说明阴虚动风证 PD 大鼠黑质纹状体区发生大量的细胞凋亡。

大量实验研究证实,JNK 信号通路的激活促进 PD 黑质纹状体多巴胺能神经元细胞凋亡。JNK 磷酸化、c-Jun 磷酸化及 c-Jun 蛋白表达升高,是引起细胞凋亡的重要原因。JNK 通过磷酸化 c-Jun 激活转录因子 AP-1(AP-1 是 Jun-Jun、Jun-Fos 或是 Jun-ATF 的二聚体),促进了细胞凋亡。阴虚动风证 PD 模型大鼠 p-JNK/JNK、p-c-Jun/c-Jun、AP-1 的蛋白表达升高,且黑质区 p-c-Jun 阳性细胞表达亦升高。

复方地黄颗粒能显著降低黑质区 TUNEL 阳性细胞表达和 cleaved caspase-3 细胞数目减少,caspase-9、Cyt-c、C-myc、p53 蛋白表达显著降低,Bcl-2/Bax 的表达明显升高。且黑质区的 p-JNK/JNK、p-c-Jun/ c-Jun 蛋白表达、p-c-Jun 阳性细胞数目以及 AP-1 转录活性均显著降低。实验说明,阴虚动风证 PD 模型大鼠发生细胞凋亡,其机制和 JNK/ AP-1 信号通路的激活有关。复方地黄颗粒的治疗作用和抑制 JNK/AP-1 信号通路的磷酸化有关。

4)阴虚动风证 PD 模型大鼠神经营养因子的变化:神经营养因子是近年

来神经科学研究的热门课题。神经营养因子是指机体产生的能够促进神经细胞存活、生长、发育、分化的一类蛋白质分子，不仅在成年神经系统中存在，而且能够阻止成年神经元损伤后神经元的死亡；调节神经递质传递；刺激成年动物神经的再生，发挥神经保护作用，减少多巴胺能神经元的死亡；调控基因表达，介导蛋白质合成，恢复多巴胺能神经元合成和释放多巴胺的能力。神经营养因子[如神经生长因子（NGF）、BDNF、GDNF]尤其是 GDNF 可作为黑质多巴胺能神经元的存活因子而起作用，还能促进多巴胺能神经元分化、神经生长，减少或避免神经毒素的损伤等。

课题组实验发现，阴虚动风证 PD 模型大鼠黑质纹状体 NGF、BDNF、GDNF 阳性细胞数和基因表达显著降低。同时发现，阴虚动风证 PD 模型大鼠黑质致密部神经元细胞发生变性坏死，磷酸化 ERK（p-ERK）阳性细胞数和蛋白表达升高，p-CREB 核内阳性细胞数和蛋白表达异常升高，其病理机制与黑质纹状体 ERK 信号通路的激活有关。复方地黄颗粒可抑制 p-ERK、p-CREB 的表达，促进 NGF、BDNF、GDNF 阳性细胞数及基因表达增多。说明复方地黄颗粒的治疗作用机制与抑制 ERK 的磷酸化有关。

5）阴虚动风证 PD 模型小鼠肠道菌群的变化：肠道微生物群失调在 PD 的发病机制中起着关键作用。菌群失调导致肠道通透性增加，肠道微生物通过肠 - 脑 - 轴引发中枢神经炎症。课题组对阴虚动风证 PD 小鼠粪便进行 16SrDNA 测序，发现阴虚动风证 PD 小鼠髌骨细菌门（Patescibacteria）丰度降低；在属水平，乳杆菌属（Lactobacillus）、瘤胃菌属（Ruminococcaceae UCG-014）、候选单胞生糖菌属（Candidatus Saccharimonas）、肠杆菌属（Enterorhabdus）降低；穆里巴库鲁姆菌属（Muribaculum）、苏黎世杆菌属（Turicibacter）、脱硫弧菌丰度增加。表明阴虚动风证 PD 小鼠肠道菌群存在紊乱。

课题组通过检测 PD 小鼠纹状体和结肠部位 TLR4/NF-κB 通路关键蛋白的变化，应用免疫荧光法检测了阴虚动风证 PD 小鼠黑质区星形胶质细胞和小胶质细胞变化，蛋白质免疫印迹法检测阴虚动风证 PD 小鼠结肠部位 TLR4、TNF-α 蛋白的表达。结果表明，阴虚动风证 PD 小鼠出现肠 - 脑神经炎症反应、肠道菌群失调，其机制与 TLR4/NF-κB 信号通路激活有关。复方地黄颗粒能够抑制阴虚动风证 PD 小鼠神经炎症，改善其肠道菌群，机制可能与抑制 TLR4/NF-κB 信号传导，减少神经炎症有关。

（2）帕金森病阳虚血瘀证的物质基础研究：根据 PD 临床症状可分为震颤型、僵直少动型和混合型。其中僵直型 PD 患者对左旋多巴制剂敏感性低，更容易出现各种并发症。近年来，临床研究发现温阳活血方剂可以改善僵直型 PD 患者的临床症状，提高其生活质量，但其具体作用机制尚未明确。因此，本课题组构建阳虚血瘀证 PD 模型并探究其证候物质基础，对于开展中医药防治僵直型 PD 的研究不可或缺。

1）阳虚血瘀证 PD 小鼠模型构建：课题组采用 MPTP 联合 probenecid（丙磺舒）腹腔注射的方法诱导 PD 模型，并随机分为模型组和药物治疗组，使用六味地黄汤、金匮肾气汤、芪脊舒僵汤进行药物反证，同时设立正常组作为对照。从病因、症状、客观指标、以方测证四个方面对 PD 模型中医属性进行评价。结果显示：与正常组比较，模型组 PD 小鼠的行为学、舌象、环磷酸腺苷（cAMP）/环磷酸鸟苷（cGMP）比值、血栓素 A_2（TXA_2）/前列环素（PGI_2）比值和酪氨酸羟化酶（TH）含量均存在明显差异；金匮肾气汤组和芪脊舒僵汤组小鼠僵直症状、运动能力明显恢复，体温以及舌象、cAMP/cGMP 和酪氨酸羟化酶均有改善，并且芪脊舒僵汤组治疗效果明显优于金匮肾气汤组。模型组小鼠血清 cAMP/cGMP 比值下降，TXA_2/PGI_2 比值升高，与阳虚血瘀证特点相符。综上可知，本课题组采用 MPTP 联合 probenecid 诱导的慢性 PD 小鼠，在注射造模药物后小鼠存在明显的僵直症状，通过行为学、客观指标检测、以方测证等方面进行验证，判定 MPTP 诱导的 PD 小鼠中医证型为阳虚血瘀证，且模型稳定、可靠。

2）阳虚血瘀证 PD 模型小鼠神经行为学变化：MPTP 是一种针对多巴胺能神经元的神经毒素，能通过血脑屏障，生成代谢产物 MPP^+，抑制线粒体呼吸链复合体 I 的活性，导致 ATP 生成的减少和活性氧的异常堆积，造成多巴胺能神经元死亡。而神经行为学变化是 PD 小鼠多巴胺能神经元变性死亡的直接反应。实验发现，正常组小鼠毛发整齐有光泽、反应灵敏、精神状态佳、活动性良好，粪便呈颗粒状；给予 MPTP 注射后，模型组小鼠出现肌强直、运动迟缓、蜷缩不动、弓背等症状，运动能力明显下降，表现为僵直时间、转头、爬杆所需时间明显延长；芪脊舒僵颗粒能显著改善阳虚血瘀证 PD 模型小鼠运动功能。

3）阳虚血瘀证 PD 模型小鼠多巴胺（DA）及其代谢物等神经递质变化：测定 DA 类神经递质含量的变化是 PD 临床诊断的主要指标之一，也是评价 PD 治疗是否有效的客观指标。高香草酸（HVA）和 DOPAC 是 DA 的中间产物和最终产物，可间接反映 DA 整体的代谢状况及多巴胺能神经元损害的程度。课题组采用高效液相色谱法（HPLC）检测小鼠纹状体内神经递质多巴胺（DA）及其代谢物 DOPAC、HVA；5-羟色胺（5-HT）及其代谢物 5-HIAA 的含量。实验结果显示，模型组小鼠 DA、HVA、DOPAC 含量及 DA/HVA、DA/DOPAC 显著降低，芪脊舒僵颗粒能显著增加 DA、HVA、DOPAC 含量及 DA/HVA、DA/DOPAC 比例升高。

4）阳虚血瘀证 PD 模型小鼠氧化应激变化：在 PD 病情进展中，脑组织中氧自由基大量产生，而氧自由基清除系统的缺陷可导致脑组织持续受到过氧化物损伤,引起黑质多巴胺能神经元死亡。课题组发现,阳虚血瘀证 PD 小鼠 MDA 含量升高, GSH 含量、SOD 活性降低。而芪脊舒僵颗粒能显著降低 MDA 含量,升高 GSH 含量、SOD 活性。提示芪脊舒僵颗粒对阳虚血瘀证 PD 小鼠氧化应激有改善作用。

5)阳虚血瘀证 PD 模型小鼠细胞焦亡的变化:细胞焦亡,又被称为细胞炎性坏死。细胞焦亡的发生机制与炎症反应有关,依赖半胱氨酸蛋白酶(cysteine-requiring aspartate protease, caspase)参与。焦亡的主要特征包括炎性 caspase(caspase-1、4、5、11)裂解和促炎性细胞因子 IL-1β 和 IL-18 释放。研究表明, Gasdermin D 蛋白(GSDMD)是调节细胞焦亡的关键底物。核苷酸结合寡聚化结构域样受体蛋白 3(Nucleotide-binding oligomerization domain-like receptor protein 3, NLRP3)是由 NLRP3、ASC 和 pro-caspase-1 三部分所组成,是目前最受关注的炎性小体。

课题组发现,阳虚血瘀证 PD 小鼠纹状体中促炎性细胞因子:IL-18、IL-1β 表达及 NLRP3、caspase-1、ASC、GSDMD 显著升高。而芪脊舒僵颗粒能显著降低 IL-18、IL-1β、NLRP3、caspase-1、ASC 及 GSDMD 的表达。同时应用网络药理学预测芪脊舒僵颗粒治疗阳虚血瘀证 PD 关键治疗靶点及信号通路,研究发现,阳虚血瘀证 PD 小鼠黑质纹状体区细胞焦亡的发生机制与 NLRP3/caspase-1 通路的激活有关,芪脊舒僵颗粒的治疗作用和抑制 NLRP3/caspase-1 信号通路的磷酸化有关。

(李小茜　王　利)

第三节　帕金森病运动与非运动症状的中西医诊治专家共识

PD 主要临床症状包括运动迟缓、静止性震颤、肌强直等运动症状和嗅觉减退、便秘、抑郁等非运动症状。

一、PD 运动症状的中西医诊治专家共识

从 PD 的整体临床进程而言,可将其分为早、中晚期阶段。界定 PD 早期需要患者出现典型运动症状后、Hoehn-Yahr 分级 1.0～2.5 级之间,一旦诊断 PD 应尽早治疗,抓住疾病修饰治疗时机,减缓疾病进展。PD 中晚期为患者 Hoehn-Yahr 分级为 3～5 级。

随着疾病进展,除运动症状明显加重外,中晚期 PD 患者通常出现运动并发症以及非运动症状,还可出现左旋多巴抵抗症状。亦有学者认为,出现症

状波动、异动症等运动并发症为疾病进入中晚期的标志,其特征是至少有下列情况之一:①出现左旋多巴相关的运动并发症,包括症状波动和异动症等;②接受左旋多巴治疗仍有严重影响生活自理能力的症状;③姿势反射丧失并导致步态不稳和跌倒;④出现明显影响行走的"冻结"现象;⑤明显的姿势异常。

(一)中国早期帕金森病运动症状治疗循证医学指南

中华医学会神经病学分会帕金森病及运动障碍学组和中国医师协会神经内科医师分会帕金森病及运动障碍学组,以早期 PD 患者为研究对象,检索近年来随机双盲对照研究、Meta 分析、病例对照研究、真实世界随机研究等相关干预措施方面的国内外文献。参考国际指南中的常用标准及牛津循证医学中心证据分级和推荐强度系统,并根据治疗安全性监测及常见不良反应评估中使用的安全性分级,组织国内相关专家进行深入讨论,系统评价了目前 PD 早期疾病修饰治疗及运动症状干预方法的循证证据级别,并给予相应临床推荐,形成我国 PD 早期运动症状治疗的循证医学推荐。

(二)中国中晚期帕金森病运动症状治疗的循证医学指南

中华医学会神经病学分会帕金森病及运动障碍学组和中国医师协会神经内科医师分会帕金森病及运动障碍学组组织有关专家,在循证医学原则指导下,就国内针对中晚期 PD 运动症状的现有干预措施研究进行总结,形成《中国中晚期帕金森病运动症状治疗的循证医学指南》,就中晚期 PD 运动症状不同治疗措施的证据等级、推荐强度、安全性给出推荐,指导我国中晚期 PD 治疗的临床实践。

上海中西医结合学会神经系统慢病管理专业委员会(筹)在以往中国 PD 治疗指南基础上,综合近年来最新循证医学证据,参考国内中西医结合的常用疗法,结合专家临床经验,形成专家共识。具体如附图 1 所示:

二、PD 非运动症状的中西医诊治专家共识

(一)帕金森病抑郁中西医结合诊断与治疗专家共识(2021 年版)

抑郁是 PD 最常见的非运动症状。为规范疾病诊断体系并提高临床疗效,通过组织全国 7 个省、直辖市中医和西医领域相关专家进行多次讨论和修改,共同制定《帕金森病抑郁中西医结合诊断与治疗专家共识(2021 年版)》(以下简称共识)。共识中西医并重,参考帕金森病、抑郁症等相关诊断标准,制定帕金森病抑郁西医诊断、评估量表和西医治疗的专家共识;同时参考中医颤证、郁证等相关中医诊断标准,制定帕金森病抑郁中医辨证诊断体系和辨证论治的专家共识,并针对疾病早期和进展期,采取有确切临床优势且安全性较高的中西医结合治疗方法,供临床医师参考应用。

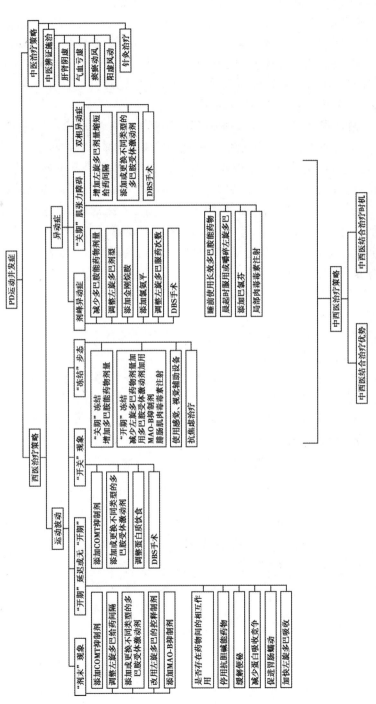

附图 -1　帕金森病运动并发症的中西医结合治疗策略

（二）帕金森病睡眠障碍中西医结合诊断与治疗专家共识

睡眠障碍是 PD 常见的非运动症状之一，伴随疾病全程，亦可出现于 PD 前驱期。上海市中西医结合学会慢性神经系统疾病专业委员会组织国内 PD 领域中西医专家，依据近年来循证医学证据，结合中医理论和专家经验，形成 PD 睡眠障碍中西医结合管理专家共识，旨在倡导 PD 睡眠障碍的中西医结合诊治理念，优化其临床管理路径和治疗策略。

（三）帕金森病自主神经功能障碍中西医结合诊断与治疗专家共识

PD 的非运动症状主要包括自主神经功能障碍、神经精神症状、睡眠 - 觉醒障碍等，其中自主神经功能障碍的发生率最高，基本贯穿于疾病始终。有资料表明，约 70%～80% 的 PD 患者存在自主神经功能障碍，严重影响患者生活质量。PD 自主神经功能障碍的临床表现复杂，临床常见主要症状，包括体位性低血压、便秘、胃排空延迟、流涎、泌尿功能障碍、勃起功能障碍及多汗。上海中西医结合学会神经系统慢病管理专业委员会联合江苏省中医药学会脑病专业委员会，依据《帕金森病非运动症状管理专家共识（2020）》，结合国内 PD 中医诊疗现状和专家临床经验，形成 PD 自主神经功能障碍中西医结合诊治专家共识。

（四）帕金森病轻度认知障碍中西医结合诊断与治疗专家共识

认知功能障碍是帕金森病较为常见的非运动症状之一，包括帕金森病轻度认知障碍（PD-MCI）和帕金森病痴呆（PDD），其中 PD-MCI 是 PDD 的独立危险因素。有研究显示，PD-MCI 患病率达 40%，PD-MCI 每年进展为痴呆率为 6%～15%。中华医学会神经病学分会帕金森病及运动障碍学组联合中国医师协会神经内科医师分会帕金森病及运动障碍学组，制定了我国 PD-MCI 诊断和治疗指南，以期更好地指导临床实践，规范地诊断和治疗。

（李小茜）

帕金森病动物模型制备研究进展

PD 的病因与发病机制仍不明确,其典型病理特征包括中脑黑质致密区多巴胺能神经元的大量丢失与相关脑区出现磷酸化 α- 突触核蛋白聚集形成的路易小体。构建 PD 动物模型,将为深入研究 PD 的病因、发病机制、临床早期诊断与治疗等,提供坚实的基础与全新的思路。

PD 常见的模型包括神经毒素型(6- 羟基多巴胺、1- 甲基 -4- 苯基 -1, 2, 3, 6- 四氢吡啶、鱼藤酮、百草枯)、基因技术型(包括 α- 突触核蛋白、Parkin、PINK1、LRRK2、DJ-1)等。

一、6-OHDA 脑侧注射法

6- 羟基多巴胺(6-OHDA)与多巴胺结构类似,是多巴胺神经递质的羟基化衍生物,不能透过血脑屏障,需要局部定向注射到黑质内侧前脑束或纹状体部位,损伤黑质纹状体多巴胺能神经元通路,从而引发与人类 PD 相似临床症状以及病理表现,如黑质、纹状体多巴胺能神经元变性死亡,黑质纹状体酪氨酸羟化酶活性下降以及多巴胺含量降低等。

利用 6-OHDA 成功创建的 PD 大鼠模型,由于具有经济和方便的优点,因而被广泛采用,但是此模型不产生胞浆内涵体。

1. **模型制备方法** 手术前按常规进行行为学测试,确认大鼠无异常旋转行为后,用 3% 戊巴比妥钠 50mg/kg 腹腔注射麻醉。待大鼠完全麻醉后,头部去毛,暴露头部皮肤,将其正确固定在大鼠脑立体定位仪上,用苯扎溴铵(商品名:新洁尔灭)在大鼠颅顶部手术区域常规消毒。然后在无菌条件下沿正中线切开大鼠颅顶皮肤,剥离骨膜,暴露前囟和后囟,保证大鼠前囟和后囟在同一水平线上。根据《大鼠脑立体定位图谱》,以前囟为准,确定右侧黑质二点坐标:①前囟后 5.2mm,正中线右侧 1.0mm,硬膜下 9.0mm;②前囟后 5.2mm,正中线右侧 2.5mm,硬膜下 8.5mm。用颅骨钻于手术要求部位小心钻开颅骨,用 5μl 微量进样器将 6-OHDA(溶于含 0.2% 维生素 C 的生理盐水中,即称量药品抗坏血酸 0.001g,溶于生理盐水 0.5ml 中)先后分别注入(以 1.0mm/min 速度缓慢进针,注射速度为 1μl/min)右侧黑质二点处,每孔 3μl,注射完毕后留针 5min,然后以 1.0mm/min 速度缓慢退针。手术完成后,用医用明胶海绵填塞颅骨孔,缝合切口处皮肤,肌内注射庆大霉素 7 天,待动物苏醒后放回饲养笼中饲养。

2. 模型评价方法 造模 10 天后，以腹腔注射阿扑吗啡（apomorphine，APO）0.5mg/kg，诱发大鼠向健侧旋转，记录开始旋转至 30min 内的旋转圈数，以旋转圈数平均＞7 次 /min 者为合格的 PD 模型。

二、MPTP 腹腔注射法

1- 甲基 -4- 苯基 -1，2，3，6- 四氢吡啶（MPTP）腹腔注射法，也是常用的 PD 动物模型制备方法。其主要选择小鼠、大鼠、猕猴、食蟹猴等实验动物。其造模药物脂溶性高，易透过血 - 脑脊液屏障，可导致动物出现代谢障碍，诱导动物脑内多巴胺能神经元丢失。其有造模方法简单，给药方式多样，可制备出永久性多巴胺耗损模型的优点，但不适合于所有实验动物。目前，MPTP 诱导的 PD 模型可分为三类——急性损伤模型、亚急性损伤模型和慢性损伤模型。由于 C57BL/6 小鼠对 MPTP 更为敏感，因此常选用品系为 C57BL/6 的小鼠，年龄从 8～15 周不等，体重范围为 20～25g。

1. 模型制备方法 MPTP 诱导的急性 PD 模型：间断给予小鼠腹腔注射 MPTP（20mg/kg），4 次 /d。每 2h 一次，连续 1～2d，此种造模方法，在模型制备成功 7 天后，可造成小鼠黑质区域多巴胺能神经元 60% 的坏死，常用于晚期 PD 的神经解剖、生化等研究。

MPTP 诱导的亚急性 PD 模型：MPTP 腹腔注射（20～30mg/kg），每天 1 次，连续 5 天。该方案能够造成小鼠黑质部和纹状体多巴胺能神经元损耗数量达 70% 以上，而且模型小鼠的神经损伤呈进行性加重，因此常被用来研究反应较慢的代偿机制。

MPTP 的慢性 PD 模型诱导：MPTP 腹腔注射（25mg/kg），联合丙磺舒（250mg/kg）腹腔注射，每周注射 2 次，间隔 3.5 天，连续注射 5 周。该慢性损伤模型能够显著降低小鼠黑质部多巴胺能神经元的数量，模型制备完成后第 24 周，多巴胺能神经元数量仍高达 75%。此外在小鼠的黑质部可检测到突触核蛋白和泛素阳性的包涵体的存在。

2. 模型评价方法 在给药结束 1 天后进行转棒实验和爬杆实验，记录数据，并按照 PD 评分表记录小鼠的评分情况。造模前 3d 开始，连续对所有实验小鼠进行爬杆和转棒行为训练，去除四肢运动不协调的小鼠，留取合格小鼠进行下一步实验。

（1）协调运动能力检测（转棒法）：转棒仪器有 5 个相互隔开的小室，可以同时测试 5 只小鼠。实验选用直径 3cm 的轴，通过预实验摸索后确定用 13r/min 的旋转速度匀速转动较为合适。每只小鼠的测量时间为 240s，记录每只小鼠的潜伏时间及规定时间内掉落的次数，计算每组小鼠转棒时掉落次数的平均值。

（2）运动能力检测（爬杆法）：取长为 50cm、直径为 2cm 的杆，在杆顶部安装一小木球，外面覆盖纱布以防止小鼠打滑。小鼠经过适应训练后，记录小鼠自杆顶爬至杆底部后肢着地的总时间。每只小鼠测试 3 次，计算平均时间，如果小鼠出现中途停顿或反向攀爬，则重新测试。

（3）自主活动行为评分（PD 评分表）：给药后观察小鼠自主行为学的变化，按照标准进行评分，并作统计学分析。得分越高，PD 的症状越明显。

三、皮下注射鱼藤酮法

皮下注射鱼藤酮法制备 PD 模型也是比较常用的方法。由于鱼藤酮具有与 MPTP 类似的物理特性，对神经细胞产生一定的毒性，可导致出现大量的神经细胞死亡，因此能模拟人类 PD 的发病机制。低剂量皮下注射鱼藤酮能模拟 PD 的疾病进程变化和症状，更符合慢性疾病的致病过程，此法操作简单，费用少，造模成功率高。

1. 模型制备方法　雄性 SD 大鼠，体重在 220～250g，待动物适应室温 22～25℃，昼夜交替光照的环境 1 周后开始实验。将鱼藤酮溶解于生理盐水和二甲基亚砜（DMSO）的混合溶液中（生理盐水：DMSO=1：1），按照 1mg/（kg·d）进行背部皮下注射给药，为了降低大鼠死亡率，可将鱼藤酮按照上午、下午各注射 1 次的方法，连续 5 周。

2. 模型评价方法

（1）观察大鼠的竖毛、弓背、运动等情况，并进行评分。以每只大鼠的各项平均分计分，依据大鼠行为学判断表示脑损伤程度高低，评分越低，代表大鼠行为状态越趋于正常，评分越高，PD 症状越明显。

（2）连续注射 5 周，观察到大鼠自主运动明显下降后，进行转棒实验，将大鼠进行转棒训练，每只训练 10min，转速 40r/min，连续训练 3 天，训练结束后正式实验时记录大鼠在转棒上的停留时间，评价大鼠的运动平衡能力。

四、腹腔注射百草枯法

百草枯化学结构与 MPTP 非常相似，具有相似的神经毒性作用，可用于制备 PD 模型。一般选择大鼠或小鼠，其给药方式多样，模型动物有明显的症状表现的优点，但也有操作不易，操作人具有危险性。

1. 模型制备方法　SPF 级 SD 大鼠，百草枯按照 10mg/kg 的剂量进行腹腔注射，每周 2 次，持续 8 周，监测大鼠试验前后体重变化情况。

2. 模型评价方法

（1）旷场试验：腹腔注射 8 周后，大鼠进行旷场试验，把大鼠分别放入 100cm×100cm×45cm 的旷场箱内，通过动物旷场实验视频分析系统采集分析大鼠在 5min 内的运动总路程和中央活动时间。

（2）水迷宫试验：试验共历时 4d，4 次 /d，每次分别从 4 个不同象限将大鼠面向池壁放入水中，记录大鼠从入水到找到并爬上平台的时间，即为其逃避潜伏期。若大鼠在 90s 内未找到平台则由试验者将其引向平台，潜伏期记为 90s。大鼠爬上平台后，让其在上休息 15s，之后再进行下 1 次训练。将 4 次 /d 的平均值记为当天的成绩。于第 5 天撤除平台，在第 1 象限将大鼠面壁投入水池，视频分析系统记录其 2min 内，水中游泳路径及穿过原平台的次数。

五、侧脑室注射脂多糖法

脂多糖（lipopolysaccharide，LPS）诱导的神经炎症可以导致模型动物出现 PD 的特征，包括小胶质细胞的过度激活以及多巴胺能神经元损伤。LPS 为革兰阴性菌细胞壁的主要成分，能刺激机体产生炎症反应。研究表明 LPS 进入到脑中可以引起小胶质细胞的过度激活，从而导致神经元的损伤。但因为 LPS 不能通过血脑屏障，因此多采用侧脑室注射的方法。

1. 模型制备方法　取 5～7 周龄、体质量 200g 左右的健康雄性 SD 大鼠，适应性喂养 1 周后，大鼠经腹腔注射 1% 戊巴比妥钠 40mg/kg 进行麻醉，大鼠俯卧，调整立体定向器耳杆并旋定，常规消毒铺巾，沿正中线切开头皮并显露额顶骨。依据《大鼠脑立体定位图谱》和参考文献确定大鼠纹状体的立体定位坐标[AP：0mm，ML：±3.7mm，DV：−5.0mm（硬脑膜下）]，用微型牙科钻在颅骨表面钻一直径约 1mm 的骨孔，大鼠用微量注射泵注射速度 1μl/min、注射量 2μl、浓度为 2.5mg/ml 的 5mg/ml LPS 诱导大鼠 PD 模型。

2. 模型评价方法　在注射后 0 天、7 天和 14 天，进行动物行为测试。

（1）踏步试验（stepping test）：将大鼠放在实验台面上，拉起大鼠的尾巴使大鼠的两只后腿腾空，只留前爪碰到桌面，以 1m/min 的速度拖动大鼠向后倒退 90cm，在拖动的过程中计数大鼠前爪调整步数。

（2）锡须试验（whisker test）：将大鼠一个前爪困住使其活动受限，然后拉起大鼠的尾巴使大鼠的两只后腿腾空，并使未受限制侧的大鼠胡须触碰桌面 10 次，记录在胡须触碰过程中所引发的前爪活动次数；另一侧采用相同方法检测。

（3）圆筒试验（cylinder test）：将大鼠放入一个空的圆柱体中，观察 5min 内大鼠肢体攀爬动作次数。当大鼠前肢触及圆筒的内壁时，认为是阳性反应，计数 1 次，余可类推。

六、α- 突触核蛋白转基因模型

到目前为止，大多数基因敲除小鼠未能显示出明显的多巴胺能细胞损失和 DA 依赖性行为缺陷。而通过向脑中靶向输入病毒载体，局部过表达 α- 突触核蛋白（α-synuclein, α-Syn）可以克服这一障碍。已经证明 α-Syn 水平过表达，在病理发展中至关重要。其机制是 α-Syn 编码基因点的突变、折叠和聚集的异常可引起不溶性的聚集体，可进一步形成路易小体。α-Syn 转基因模型具有症状明显、行为学表现符合临床、病理特点明确的优点，但其成本高，操作复杂，可以模拟 PD 反应迟钝、四肢震颤、行为能力丧失等症状。

1. 模型制备方法　用腺相关病毒（adeno-associated virus, AAV）做载体，将人野生型 α-Syn 引入大鼠的大脑黑质，建立过表达人野生型 α-Syn 基因的 PD 大鼠模型。动物术前按常规进行行为测试，确认无异常旋转行为后，用 3% 戊巴比妥钠 50mg/kg 腹腔注射麻醉。然后将大鼠固定于脑立体定位仪上，头部去毛，苯扎溴铵常规消毒。无菌条件下，沿正中线切开大鼠颅顶皮肤，剥离骨膜，暴露前囟。以前囟为准，根据《大鼠脑立体定位图谱》，用颅骨钻于手术要求部位小心钻开颅骨，用 Hamilton 微量注射器分别将 10μl AAV-α-Syn 腺病毒颗粒上清溶液，缓慢匀速地定位注射到大鼠左侧黑质内。按 1μl/min 的速度推进，每注射完 1μl 液体后留针 2min。换点注射和注射完毕时都需留针 10min，然后缓慢退出微量注射器，手术完成后，用医用明胶海绵填塞颅骨孔，缝合切口皮肤，肌内注射庆大霉素 7 天，待动物清醒后放回饲养笼中饲养。

2. 模型评价方法　观察模型大鼠症状和体征：自注射后 4 周、6 周分别观察并记录大鼠自发性活动情况、爬行速度的变化以及有无躯干震颤、竖毛等类似 PD 的症状和体征；观察模型大鼠旋转方向和圈数：腹腔注射 APO（0.5mg/kg）诱发大鼠旋转，大鼠 PD 模型旋转检测仪记录注射后 30min 内大鼠旋转方向和旋转圈数，以旋转圈数平均 > 7 次 /min 者为合格的 PD 模型。

七、阴虚动风证 PD 病证结合动物模型的构建与验证

按照病证关系来分，中医证候动物模型主要有单纯证候动物模型和病证结合动物模型两类。由于这两类模型与疾病相对应的证候是由于施加了另一种造模因素而产生的，该类模型出现的证候不能很好地体现中医对该疾病发展规律的认识，以及中医"证"的阶段性特征。

病证结合动物模型有一种模式，是指西医的病和中医的证相结合或一体化共存的模型。因为同一病理现象，必然因为研究内容相同而存在共性的东西，只是由于中医辨证及西医辨病依据的理论体系不同，对这一病理现象的认识角度和认识层次的不同，而产生了不同的机制阐述。基于这个理论，如果建立确切的西医病的动物模型，并被证明该疾病模型成立后表现的中医证型，这种模型应该属于病证结合的动物模型。这种方法建立的病证动物模型具有几个优势：①动物模型干预因素少，不影响西医病的模型；②模型的病理

机制相对单一,用于进一步的实验研究使结果更可靠;③证明了与该疾病模型联系最为直接的证候。阴虚动风证 PD 病证结合动物模型,便是基于以上思路来制备的病证结合动物模型。

1. **模型制备方法** 同 6-OHDA 脑侧注射法。

2. **模型评价方法** 从症状体征、模拟病因、客观指标和药物反证等方面进行评定与验证。

(1)症状体征:APO 诱导 PD 模型大鼠的旋转行为和显微舌象。实验研究发现 PD 模型大鼠产生向损伤对侧旋转行为,对 PD 动物模型的显微拍摄舌象色素分析表明,该舌象红色度 rl 值明显高于正常对照组,判定该舌象属于红舌。

(2)与 PD 相关的客观指标:氧化应激介导的多巴胺能神经元细胞凋亡,是中脑黑质多巴胺能神经元变性死亡的主要形式。通过检测 MDA、SOD、GSH 和 GSH-Px 等,可以反映组织的氧化应激状态和抗氧化应激能力。通过电镜观察可反映模型大鼠黑质多巴胺能神经元凋亡程度。实验研究发现,PD 模型大鼠处于氧化应激状态,有明显的黑质多巴胺能神经元凋亡现象。

(3)与中医证候属性相关的客观化指标:第二信使环磷酸腺苷(cAMP)、环磷酸鸟苷(cGMP)可作为中医阴、阳证候属性的客观化指标。实验研究证明,PD 模型组大鼠血浆 cAMP 明显升高、cGMP 明显下降,该变化特点符合阴虚证多数患者的 cAMP 绝对或相对升高、cGMP 绝对或相对下降的变化特点。

(4)药物反证:针对 PD“虚、风、痰、瘀”的主要病机及古、现代常用治法方药的归纳研究,选用天麻钩藤饮、桃红四物汤和涤痰汤进行治疗反证研究。实验研究证明,以平肝熄风、补益肝肾为主要治法的方药对中医属性为“动风”的 PD 模型的行为学治疗效果最好,药物反证也证实其证候为阴虚动风证。

总之,通过对 6-OHDA 制备的 PD 模型大鼠的症状体征、客观指标(氧化应激、细胞凋亡、cAMP、cGMP)、药物反证(天麻钩藤饮、桃红四物汤、涤痰汤)等,综合评定该模型为阴虚动风证 PD 病证结合大鼠模型。

八、阳虚血瘀证 PD 病证结合动物模型的构建与验证

1. **模型制备方法** C57BL/6 小鼠适应性喂养 1 周后,采用 MPTP 联合丙磺舒腹腔注射法制备 PD 模型。MPTP 溶于无菌生理盐水中,按 25mg/kg 剂量腹腔注射,并联合使用丙磺舒(250mg/kg)延缓 MPTP 代谢清除,每周 2 次,连续 5 周,总计注射 10 次。

2. **模型评价方法**

(1)行为学检测:进行僵直评分测试,小鼠保持固定位置,将小鼠前肢放至距离水平面 4 厘米高、宽 1 厘米的木棒上。用秒表记录动物保持这种姿势

的时间长度，当两只前爪从横杆上移开或动物以探索性的方式移动头部时，停止计时。截止时间为 300s。每只小鼠测试 3 次，每次间隔时间为 1min。当小鼠保持这种姿势大于 30s，则判定为僵直，根据时间对其评分。

（2）体温测定：在室温（20±2）℃动物室中，用红外线体温计测量待测动物的额温，测定时间为 MPTP 诱发 PD 小鼠僵直后 2h、4h。测量 3 次，记录均值，因红外体温枪最低测量温度为 32℃，当小鼠体温低于 32℃时，按照 32℃计算。

（3）显微舌象采集与分析：在同一光源下使用体视显微镜，进行小鼠舌象的拍摄。使用 Adobe Photoshop 将小鼠舌象图片分为 5 等份，对舌象中间 1/5 的面积进行量化分析，读取 R1、G1、B1 数值，计算 R1+G1+B1 总和，再分别计算红色度 R、绿色度 G 和蓝色度 B 在总和中所占比例。

（4）环核苷酸、血栓素 A2、前列环素含量检测：ELISA 法检测各组小鼠中环核苷酸，环磷酸腺苷（cAMP）、环磷酸鸟苷（cGMP）含量、血栓素 A2（TXA_2）、前列环素（PGI_2），并计算 cAMP/cGMP、TXA_2/PGI_2 的比值。

（5）多巴胺能神经元损伤评估：采用 western blot 法检测小鼠纹状体中酪氨羟化酶蛋白表达水平。

通过对制备的 PD 模型小鼠的症状体征、客观指标（cAMP、cGMP、TXA_2、PGI_2）、多巴胺能神经元损伤评估、药物反证（六味地黄汤、金匮肾气汤）等，综合评定该模型为阳虚血瘀证 PD 病证结合小鼠模型。

（滕　龙　郇鹏飞）

主要参考文献

［1］KALIA L V, LANG A E. Parkinson's disease[J]. Lancet, 2015, 386(9996): 896-912.

［2］MICHEL P P, HIRSCH E C, HUNOT S. Understanding dopaminergic cell death pathways in Parkinson disease[J]. Neuron, 2016, 90(4): 675-691.

［3］陈生弟, 中华医学会神经病学分会帕金森病及运动障碍学组. 中国帕金森病治疗指南(第4版)[J]. 中华神经科杂志, 2020, 53(12): 973-986.

［4］刘军, 陈彪, 陈生弟, 中华医学会神经病学分会帕金森病及运动障碍学组. 中国帕金森病的诊断标准(2016版)[J]. 中华神经科杂志, 2016, 493(4): 268-271.

［5］Restivo DA, Palmeri A. Botulinum Toxin for Cricopharyngeal Dysfunction in Parkinson's Disease[J].New England Journal of Medicine.2002, 346(15): 1174-1175.

［6］中国医师协会神经内科医师分会中华医学会神经病学分会帕金森病及运动障碍学组. 中国帕金森病重复经颅磁刺激治疗指南[J]. 中国神经精神疾病杂志, 2021, 47(10): 577-585.

［7］Deuschl, G., Schade-Brittinger C, Krack P, et al. A randomized trial of deep-brain stimulation for Parkinson's disease[J]. N Engl J Med, 2006, 355(9): 896-908.

［8］Odekerken, V.J., et al., Subthalamic nucleus versus globus pallidus bilateral deep brain stimulation for advanced Parkinson's disease(NSTAPS study): a randomised controlled trial[J]. Lancet Neurol, 2013. 12(1): 37-44.

［9］Meng Y, Mathew R Voisin, SuganthSuppiah, et al. Is there a role for MR-guided focused ultrasound in Parkinson's disease? [J]. Mov Disord, 2018, 33: 575-579.

［10］Christine CW, Bankiewicz KS, Van Laar AD, et al. Magnetic resonance imaging-guided phase 1 trial of putaminal AADC gene therapy for Parkinson's disease[J]. Ann Neurol. 2019; 85(5): 704-714.

［11］中华医学会神经病学分会帕金森病及运动障碍学组, 中国医师协会神经内科分会帕金森病及运动障碍学组. 帕金森病非运动症状管理专家共识

（2020）[J].中华医学杂志,2020,100(27):2084-2091.

[12] 郇鹏飞,何竹青,王利,等.病证结合帕金森病小鼠模型的构建及中医证候属性研究[J].上海中医药大学学报,2022,36(2):36-42.

[13] 梁建庆,何建成.复方地黄汤对帕金森病小鼠行为学和纹状体中单胺类神经递质的影响[J].中华中医药杂志,2019,34(2):742-745.

[14] 王利,张建英,徐鹏恒,等.分期治疗帕金森病便秘[J].中医杂志,2021,62(5):451-454.

[15] 雒晓东,李哲,朱美玲,等.帕金森病(颤拘病)中医临床诊疗专家共识[J].中医杂志,2021,62(23):2109-2116.